Duden

Pflegegespräche richtig führen

So mache ich mich verständlich

Von Sandra Mantz

Dudenverlag
Berlin

Inhaltsverzeichnis

Geleitwort

Liebe Leserinnen und Leser,

mein Leben war fast immer leicht. Eine mit Zuckerguss und Liebe überzogene Kindheit, und auch als junge Frau erlebte ich die tiefen Täler eher selten.

Das änderte sich drastisch, als meine Großmutter und dann auch meine Mutter pflegebedürftig wurden. Ihrer beider Leiden und Tod waren mein Ticket zur Reise ins Innere. Und eine Reise auf der Suche nach meinen Werten, nach der Bedeutung von Liebe, Freiheit und Glück. Und nach meinen Aufgaben in der Welt und für die Gesellschaft. Welche eigenen Fußstapfen möchte ich hinterlassen?

Damals, als pflegende Enkelin, habe ich die Welt meiner demenziell veränderten Omi schwer verstanden. Und es ängstigte mich, dass ganz alltägliche Handlungen sie zu Fall brachten. Selbst Kaffeekochen – früher eine Selbstverständlichkeit – entwickelte sich zur riesigen Herausforderung und endete mit der vollständigen Kapitulation. Unkontrolliertes Wasserlassen auf einem Familienfest und das Fehlen aller Worte, die früher so selbstverständlich waren, belasteten meine Großmutter, und es belastete auch meine Mutter und mich. Ich begriff, dass meine Hilflosigkeit mich in die Zange nahm. Alzheimer bestimmte unser Leben, und nicht wir bestimmten das Leben mit Alzheimer.

Mir ist klar geworden, dass der Verlust der Eigenständigkeit und das langsame Verschwinden der geliebten Person alle betroffenen Menschen erdrückt. Wir pflegenden An- und Zugehörigen stehen oft belastet und hilflos daneben, und wir wissen häufig nicht, was wir tun können! Wie wir helfen können in diesen neuen und angsteinflößenden Situationen. Denn es hilft allen, hilfreich sein zu dürfen. Nicht nur uns selbst, sondern auch den geliebten anderen, die sich nicht mehr selbst versorgen können, die unsere Hilfe und die vieler anderer Menschen brauchen.

Wir hatten damals einfach Angst vor dem, was all diese für uns neuen Worte – Alzheimer, Demenz und später Krebs – mit unserem Leben und mit uns selbst machen würden. Wir wussten viel zu wenig, wir stellten zu wenige Fragen, wir erhielten zu wenige Antworten. Wir ließen uns von der Angst lähmen und fühlten uns schlecht, auch unverstanden und allein gelassen. Wir hätten Hilfe gebraucht und nahmen sie uns nicht.

Trotz bester familiärer Voraussetzungen und medizinischer Rahmenbedingungen für die Pflege meiner Omi zerbrach meine Mutter. Sie wurde selbst krank und ging viel zu früh von uns. Weil wir uns nicht informiert hatten. Weil wir falsch kommuniziert hatten.

Heute weiß ich, Unwissenheit bei betroffenen Menschen sowie An- und Zugehörigen macht krank. Sorgen machen krank, wenn sie nicht als Antrieb, als Impuls für Mut, Taten und Neugier nach Wissen und Verständnis wahrgenommen werden können.

Seit zehn Jahren beschäftige ich mich beruflich mit voller Leidenschaft mit dem Thema Pflege – täglich. Ich wachse mit jeder Erfahrung und meine Seele lebt auf. Ich frage dabei sehr viel nach, und ich höre zu. Ich lerne jeden Tag mehr über die Sichtweisen der anderen. Und je mehr ich lerne, desto weniger Angst empfinde ich.

Hätte ich dieses Buch vor 18 Jahren gelesen, so hätte ich die Welt meiner Großmutter besser verstanden. Ich hätte gelernt, sie in Momenten der Furcht besser zu unterstützen, ihr Verständnis zu zeigen und ihr noch mehr zuzuhören. Ich hätte mir meine eigene Furcht erklären können und Wege aus ihr herausgefunden. Und ich hätte gelernt, wie groß das Leid meiner Mutter war. Ich hätte ihre Bedürfnisse besser erkannt und ihr vielleicht etwas von der Last nehmen können, immer die Starke sein zu müssen.

Ich glaube nicht, dass dieses Buch die Krankheit meiner Mutter verhindert hätte, dennoch bin ich überzeugt, dass unser Leben leichter gewesen wäre durch mehr Verständnis für alle Beteiligten. Wir hätten mehr Raum und Zeit für Lebensfreude gehabt.

Aus diesem Grund engagiere ich mich heute für und in der Pflege. Als Demenzbotschafterin und Regisseurin vermittle ich gesellschafts-relevantes Wissen über Demenz. Dazu gebe ich konkrete Einblicke in die Welten der Pflege und begleite Betroffene wie An- und Zuge-hörige monatlich mit meiner Filmreihe »PflegeLeicht«. Ich habe mei-ne Firma »Ilses weite Welt« nach meiner Omi benannt. Meine Filme dieser Marke helfen Menschen mit Demenz, indem sie zu deren Erin-nerungen und guten Gefühlen Brücken bauen. Die Filme von »Ilses weite Welt« geben ihnen und den Angehörigen die Möglichkeit, lee-re Momente mit Schönem zu füllen und zusammen einen glücklichen Moment zu teilen. Dies sind meine Fußstapfen in dieser Welt.

Sandra Mantz schafft es in diesem Buch, über Gesprächsbeispiele aus Pflegesituationen, die Perspektiven der unterschiedlichen Akteu-re so verständlich zu machen, dass man sich ganz leicht in den Schu-hen des anderen bewegen kann. So wird es viel einfacher, auf andere zuzugehen, um das zu bekommen, was man wirklich braucht.

Die alte japanische Reparaturtechnik »Kintsugi« lebt nur durch die Schönheit im Vergänglichen, Alten oder Fehlerhaften. Dort werden die Scherben einer zerbrochenen Keramik mit Gold wieder zusam-mengeklebt. Die Risse bleiben goldfarben sichtbar und veredeln die Schale.

Danke, Sandra Mantz, dass Sie uns die Möglichkeit geben, an un-seren »Rissen« zu wachsen und durch diese Erfahrungen selbst wert-voller zu werden.

Danke an Sie, liebe Leserinnen und Leser, dass Sie bereit sind, neue Türen zu öffnen und Weltenbummler zu werden. Hilfe anzu-nehmen ist ein Zeichen von Stärke – nicht von Schwäche!

Ihre

Sophie Rosentreter

KAPITEL 1

Die Kommunikation in der Pflege

Der Mensch als soziales Wesen spricht, redet und unterhält sich fast ununterbrochen mit anderen – über all die Erlebnisse, Ereignisse, Gedanken, Vorstellungen und Gefühle, die ihn täglich beschäftigen. Kommunikation läuft meist ganz automatisch, ohne dass viel darüber nachgedacht wird. Das erlebe ich als Sprach- und Kommunikationstrainerin in meinen Seminaren immer wieder.

Doch es gibt Situationen im Leben, die es erfordern, bewusst über den Umgang mit Sprache und die Kommunikation mit anderen nachzudenken. Vor allem, wenn sich das eigene Leben oder das eines nahen Verwandten durch Krankheit, Alter oder Unfall so drastisch verändert, dass man selbst oder der andere auf Hilfe und auf Pflege angewiesen ist. Wie man in so einem Fall wertschätzend und zielführend kommuniziert, möchte ich Ihnen in diesem Buch näherbringen.

Im Mittelpunkt allen Pflegegeschehens steht der hilfsbedürftige Mensch. Alle Gedanken, alle Worte, alle Handlungen und Tätigkeiten, alle Überlegungen, Entscheidungen und Entwicklungen helfen dabei:

- den pflegebedürftigen Menschen zu begleiten,
- seine Rehabilitation zu ermöglichen,
- ihn in seiner neuen Situation anzuleiten,
- Leiden zu lindern und
- ihn dazu zu befähigen, weiterhin ein möglichst selbstbestimmtes und würdiges Leben zu führen.

Jedes Gespräch und jede Begegnung zwischen Pflegebedürftiger/m und Pflegender/m sollten diesem Auftrag folgen. Die Diagnostik, die Behandlung und die Therapien sind oft hart und schwer zu tragen. Hierbei ist auf vielen Kanälen eine wertschätzende Kommunikation gefragt. Sie bettet das persönliche Schicksal und die neue belastende Lebenssituation für alle Beteiligten in etwas Tröstendes und Ermutigendes und schafft Orientierung. Der betroffene Mensch bleibt auf diese Weise entscheidungs- und handlungsfähig – und vor allem ein Individuum. Im menschlichen Umgang miteinander, in einem persönlichen Dialog oder in einer achtsamen Begegnung sollte sich die Wertschätzung für den anderen äußern. Unter allen Umständen ist im Gespräch und im Umgang mit pflegebedürftigen Menschen und deren Angehörigen Respekt vor dem Leben und dem Sterben zu wahren. Dies gilt ausnahmslos für alle Beteiligten.

Ausreichend Zeit spielt dabei oftmals eine wichtige Rolle. Doch nicht immer hat eine »gute Kommunikation« etwas mit Zeit zu tun, denn die Menschen reden nicht nur mit Worten, sondern auch in anderen Formen miteinander. Beispielsweise durch:

- Berührungen, wie z. B. ein Händedruck,
- ein stilles Miteinander,
- zuwendende Begegnungen,
- Blickkontakte,
- Mitgefühl und Zuneigung,
- Diskretion und Schutz sowie
- Klarheit, Sicherheit und Orientierung.

Die Zuversicht der Pflegenden kann durch all dies den Pflegebedürftigen beim Weiterleben helfen. Durch ihre Akzeptanz und Toleranz signalisieren sie Geduld und Respekt gegenüber den Bedürfnissen der Patientinnen und Patienten.

Die Dankbarkeit der pflegebedürftigen Menschen hingegen, dass sie ein Stück ge- und ertragen werden, macht es für die Pflegenden einfacher. Und bei allem wird die Individualität beider Seiten gewahrt, indem sie sprachlich sie selbst bleiben.

All diese Arten der Kommunikation führen letztendlich dazu, dass ganz unterschiedliche und persönliche Pflegegeschichten entstehen. Keine gleicht exakt der anderen, und doch bleibt der Kern im Ergebnis gleich. Es beginnt damit, dass ein Mensch im Laufe seines Lebens auf professionelle pflegerische Hilfe angewiesen ist. Diese Veränderung im Alltag betrifft oftmals nicht nur Patientinnen und Patienten selbst, sondern auch deren Familien.

Im Folgenden schildere ich Ihnen drei Pflegegeschichten, die verbildlichen sollen, was auf Betroffene zukommen kann, auf das sie vorher nicht gefasst waren. Im Laufe dieses Buches werde ich unter anderem auch auf diese beispielhaften Fälle immer wieder zurückkommen.

Helene Klimmer und der Sturz

Helene Klimmer ist 83 Jahre alt und lebt zu Hause in ihrer Dreizimmerwohnung. Bislang kam sie gut allein zurecht. Ab und zu schaute eine Nachbarin bei ihr vorbei und ging ihr im Haushalt etwas zur Hand. Seit drei Jahren ist Helene Klimmer verwitwet, die vier Kinder, drei Töchter und ein Sohn, leben mit ihren Familien weit entfernt. Seit etwa zwei Monaten fühlt sich Helene Klimmer nicht mehr ganz fit. Das Gehen fällt ihr schwer, sie stolpert schon mal, auch die Sehkraft lässt weiter nach. Das neue Herzmedikament bekommt ihr nicht gut. Hin und wieder vergisst sie, es einzunehmen. Helene Klimmer findet das nicht so schlimm. Generell fällt es ihr schwer, Hilfe anzunehmen, denn sie möchte niemandem zur Last fallen. Ihre Eigenständigkeit ist ihr sehr wichtig.

Eines Tages stürzt sie in ihrer Wohnung über den Schlafzimmerteppich. Sie geht zur Hausärztin; zum Glück ist nichts gebrochen. Aber die Hausärztin äußert Bedenken und empfiehlt Helene Klimmer dringend, sich pflegerische Unterstützung zu holen. Helene Klimmer lehnt ab. Die Kinder machen sich erst Gedanken, dann Sorgen. Doch ihre Mutter hat einen starken Willen und bleibt einer fremden Hilfe gegenüber skeptisch. Sie will auf jeden Fall selbstbestimmt in ihrer Wohnung bleiben. Aus ihrer Sicht ist die Sorge ihrer Kinder und ihrer Hausärztin unbegründet.

Doch dann stürzt Helene Klimmer erneut. Dieses Mal übersieht sie eine Treppenstufe. Sie verliert das Gleichgewicht, fällt und verletzt sich das rechte Handgelenk. Es ist gebrochen und muss eingegipst werden. Im Gesicht bilden sich Blutergüsse. Nun wird nicht nur der Familie, sondern auch Helene Klimmer klar, dass sie pflegerische Hilfe im Alltag braucht. Zwei ihrer Töchter sind voll berufstätig und können nur wenig freie Zeit aufbringen, um ihre Mutter zu unterstützen. Ihr Sohn ist sehr besorgt. Die jüngste Tochter bleibt nach einem Streit mit ihrer Mutter vor einigen Jahren auf Distanz. Die Lebenssituation gestaltet sich für alle Beteiligten plötzlich schwierig. Jeder von ihnen hat unzählige Fragen.

Merle Meller und der Skiunfall

Merle Meller ist 26 Jahre alt und eine leidenschaftliche Skifahrerin. Von Kindesbeinen an steht sie auf Snowboard und Skiern, beherrscht und liebt diesen Sport. Die klare Luft, die Natur und der Ganzkörpereinsatz vermitteln ihr Freiheit und Lebendigkeit. Es ist ein fröhlicher und sonniger Samstagnachmittag, als ein anderer Skifahrer sie auf der Piste übersieht. Geistesgegenwärtig kann sie zwar den Zusammenstoß verhindern, stürzt jedoch und prallt gegen einen Stein. Trotz Helm und guter Ausrüstung trägt sie schwere Verletzungen davon und kann nicht mehr laufen. Wochenlang liegt sie in der Klinik. Dann beginnt die Rehabilitation, und Merle Meller braucht viel Hilfe. Allein käme sie zu Hause nicht zurecht; eine stationäre Pflegeeinrichtung kommt für sie aber dennoch nicht infrage. Sie will es schaffen – zu Hause! Ihre Eltern und ihre jüngere Schwester beraten sich. Die Familie will zusammenhalten und alles erdenklich Mögliche tun, um Merle zu helfen. Gehen und Treppensteigen kann Merle Meller nun nicht mehr. Die Familie gestaltet das Elternhaus barrierefrei, verlegt ihr Zimmer in das Erdgeschoss. Sie kümmert sich um die ärztliche Versorgung, beauftragt einen ambulanten Pflegedienst und sucht eine Physiotherapeutin. Die vielen Formalitäten belasten die Familie. Auch die finanzielle Situation drückt. Die Familie verzichtet auf ihren Urlaub. Niemand von ihnen hatte je daran gedacht, dass ein junges, aktives Leben sich so schnell verändern kann.

Familie Schwarz und das Vergessen

Das Leben von Familie Schwarz ist typisch für die Generation der Nachkriegsjahre. Ehepaar Schwarz hat viel gearbeitet. Sechs gesunde Kinder haben die beiden bekommen. Der Vater, Walter Schwarz, ist ein geschickter und kluger Handwerker, die Mutter eine anspruchsvolle Frau, die Haus und Garten im Griff hat. Walter Schwarz verdiente das Geld und war viel unterwegs. Als Rentner mit Mitte 70 erkrankt er schwer. Er wird wieder gesund, doch sein Verhalten verändert sich, und er wird sonderbar. Luise Schwarz, seine Ehefau, belastet das. Sie erzählt den Kindern oft davon, dass der Vater Dinge verlegt, sie beschimpft und ihr zehnmal hintereinander dieselbe Frage stellt. Er sei verletzend geworden und böse, sagt sie, findet nach 50 Ehejahren aber auch Verständnis für ihn. Die erwachsenen Kinder bekommen davon nicht viel mit und nehmen die Klagen der Mutter nicht ernst. Denn auch Walter Schwarz beklagt sich über seine Frau und versteht nicht, dass sie wegen einiger abgeschnittener Äste im Garten so einen Aufstand macht. Dass er den halben Garten mit allen geliebten Blühpflanzen kahl geschnitten hat, sieht er nicht. Die Kinder versuchen zu beruhigen und auszugleichen. Unvermittelt stirbt die Mutter. Alle sind entsetzt. Den Kindern stellen sich nun viele für sie neue Fragen: Woran leidet der Vater? Hat er eine Demenz entwickelt? Wie schlimm ist es? Wer versorgt ihn nun? Wer kümmert sich um alles?

Helene Klimmers Geschichte wie auch die von Merle Meller und Walter Schwarz stehen beispielhaft für viele Menschen in unserer Gesellschaft. Alle hoffen, dass sie nie im Leben pflegerische Hilfe in Anspruch nehmen müssen. Dennoch steigt durch die erhöhte Lebenserwartung das Risiko, im zunehmenden Alter selbst pflegebedürftig zu werden oder einen Angehörigen pflegen zu müssen. Niemand wünscht sich das, niemand will auf etwas oder jemanden angewiesen sein. Menschen wollen sich um sich selbst kümmern und ihren Alltag selbstbestimmt nach den eigenen Bedürfnissen und Wünschen gestalten. Manchmal erkennt man selbst nicht, dass man Pflege benötigt, und holt sich daher keine oder zu spät Hilfe. Kaum jemand setzt sich frühzeitig mit einer möglichen Pflegebedürftigkeit auseinander. Denn die vielen negativen Gefühle, Ängste und Sorgen, die damit verbunden sind, schiebt man von sich weg, so lange es geht.

In diesem Buch möchte ich Ihnen eine erste Orientierung für Gespräche geben, die auf Sie oder Ihre Familie zukommen werden, wenn Sie mit den unterschiedlichen Welten der Pflege in Kontakt treten.

Das Wort »Pflege« bedeutet ursprünglich »sich für etwas oder jemanden einsetzen«. Wenn ein Mensch pflegebedürftig wird, helfen ihm andere Menschen und Organisationen und übernehmen Verantwortung. Dabei tauchen zunächst unbekannte Fragen und Anforderungen auf. Die Pflegenden müssen viele Dinge des alltäglichen Lebens organisieren, in Erfahrung bringen und neu ordnen. Alle Beteiligten müssen immer wieder grundlegende Entscheidungen treffen. Da gilt es nicht nur die medizinischen Ergebnisse zu verstehen, sondern es müssen Anträge gestellt und Kosten berechnet werden. Fakten und Formalien vermischen sich dabei mit den Gefühlen und Emotionen. Dies alles äußert sich in unzähligen Gesprächen, die mal gut und mal anstrengend sein können. Dazu gehören Telefonate, Beratungsgespräche, Selbst- und Fremdeinschätzungen, mal ein kurzer Meinungsaustausch sowie viel Schriftverkehr. Dies alles fordert ein hohes Maß an Kommunikationskraft und -fähigkeit.

In diesem Buch zeige ich Ihnen anhand von Beispieldialogen, wie pflegebedürftige Menschen und deren Angehörige Sicherheit, Orientierung und Klarheit in den vielen Gesprächen finden können, die von nun an ihr Leben mitbestimmen werden.

Zunächst erläutere ich, wie eine gute Kommunikation aussieht, wenn es im Leben schwierig und eng wird. Mein Fokus liegt darauf, Dialoge auf Augenhöhe zu ermöglichen. Ich zeige Ihnen, wie Sie die richtigen Worte finden und so sprachliche Brücken zwischen den unterschiedlichen »Welten« bauen können. Dabei unterscheide ich, ob Sie als Pflegebedürftige/r oder als Angehörige/r agieren.

In jedem Kapitel dieses Buchs entdecken Sie Fragen, Sätze und Antworten, die für Ihre unterschiedlichen Gespräche über die Pflege hilfreich sein können. Sie helfen, Ihre Gedanken und Worte in Strukturen und Formen zu bringen, die zur Verfügung stehen, wenn Sie sie brauchen. Zusätzlich finden Sie Tabellen oder Merkzettel für das richtige Wort im richtigen Moment.

Bei all dem geht es nicht um die praktischen Inhalte von Pflege – also um Informationen zu Pflegegutachten, Pflegeeinrichtungen, Organisation von häuslicher oder stationärer Pflege. Hier erkläre ich ausschließlich, wie Sie mit Pflegenden (seien es Angehörige, Freunde oder professionelles Pflegepersonal) sowie Ärztinnen und Ärzten sprechen können, wenn Sie selbst pflegebedürftig sind.

Gehören Sie hingegen zu den Pflegenden, finden Sie Anregungen, wie Sie selbst mit Ihren betroffenen Familienmitgliedern ins Gespräch kommen. Sie erhalten praktische Hilfe dabei, wie Sie für sie mit Medizinern und Pflegepersonal sprechen und ihre Anliegen bestmöglich vertreten.

In beiden Fällen stellen sich am Anfang einer Pflegebedürftigkeit eine Reihe grundlegender Fragen, die ich hier kurz auflisten möchte:

- Wie »ticken« diese verschiedenen Welten eigentlich?
- Wie denken, sprechen und handeln die Menschen darin?
- Welches Wissen hilft Pflegebedürftigen und Angehörigen?
- Welche Umgangsformen sind hilfreich und wie kann man sich jeweils darauf vorbereiten?

- Auf was sollte man achten?
- Wie spricht man eigentlich mit all diesen Menschen, um sich in der eigenen Lebenssituation gut zu versorgen und sich auch ein Stück weit zu schützen?
- Wie schützt man auch andere?
- Wie findet man sich in dieser neuen Lebenssituation so zurecht, dass man für sich selbst sicher einstehen kann?
- Wie kommt man zu seinem Recht auf kompetente Beratung und Anleitung?

Aus diesen Fragen lassen sich die vier häufigsten Gesprächsanlässe definieren, die auf pflegebedürftige Menschen und deren Angehörige zukommen.

Welche typischen Gesprächssituationen gibt es?

1. PERSÖNLICHE GESPRÄCHE INNERHALB DER FAMILIE UND IM FREUNDESKREIS

Menschen erzählen und plaudern miteinander. Sie teilen Neues und Vertrautes, ihre Werte, Rituale und Gewohnheiten, ihre Gefühle und Emotionen.

- Diese Form des Gesprächs ist ein privates Erzählen, Verstehen und Nachfragen. Sie ist geprägt durch tiefes Vertrauen, vielleicht einen gemeinsamen Dialekt, getragen von vielen gemeinsamen Jahren und abgesichert durch das gegenseitige Verständnis. In diesem Rahmen können und sollen wichtige Probleme miteinander besprochen werden.
- Zeit ist dabei zwar wichtig, aber nicht entscheidend.

2. ARBEITSKOLLEGEN, NACHBARN, EHRENAMTLICH ENGAGIERTE MENSCHEN UND BERATUNGSSTELLEN

Im Zusammensein mit Menschen, die die Pflegesituation kennen, jedoch Abstand zum Alltagsleben der pflegebedürftigen Person haben, entstehen viele Begegnungen. Sie sollten durch Menschlichkeit, Vertrautheit und Hilfe geprägt sein. Berufliche Themen, soziale Kontakte und das Miteinander werden hier besprochen. Zum Teil entstehen auch halbprivate Situationen. Auch Pflegegespräche auf Augenhöhe sind hier möglich.

- Die Form des Gesprächs ist ein Erzählen, Nachfragen und Antworten. Es ist geprägt durch Sympathie und gegenseitiges Verständnis, geht aber weniger in die Tiefe, als es in den privaten Familiengesprächen der Fall ist.
- Zeit ist sehr wichtig, aber häufig nicht entscheidend.

3. HALBÖFFENTLICHE GESPRÄCHE MIT MENSCHEN IN MEDIZINISCHER, PFLEGERISCHER ODER BERATENDER FUNKTION, DIE IN DIE EIGENE WOHNUNG KOMMEN

Hier geht es darum, wie medizinische und pflegerische Anforderungen (z. B. Tablettengaben oder Waschroutine) im Alltag organisiert und durchgeführt werden. Inhaltlich kreisen diese Gespräche oft um die fachliche Grundpflege und Behandlung des zu pflegenden Menschen. Dabei fließen persönliche und individuelle Bedürfnisse in die Gespräche und die Handlungen mit ein.

- Die Form des Gesprächs ist ein Kennenlernen und Abstecken der Grenzen durch Erzählen, Nachfragen und Antworten. Sie ist geprägt durch Professionalität, Sympathie und gegenseitiges Grundverständnis. Es geht weniger in die Tiefe, dennoch entwickelt sich bei einer Langzeitpflege häufig auch ein Miteinander, das die Stärken und Schwächen beider Seiten kennt und wertschätzt.
- Zeit ist sehr wichtig und oft entscheidend.

4. BEHÖRDEN, VERWALTUNG, INSTITUTIONEN UND KRANKENKASSEN

Beim Kontakt mit außerfamiliären Strukturen geht es immer um Nachweise, Verfahrenswege und Kosten. Hier spielen Daten, Zahlen und Fakten die Hauptrolle im Gespräch. Es handelt sich häufig um Informations-, manchmal auch Verhandlungsgespräche mit wechselnden Sachbearbeitern in großen und stark reglementierten Leistungsabteilungen.

- Als Gesprächsform bietet sich eine sachliche, eher nüchterne Kommunikation beider Seiten an. Da es hier hauptsächlich um die Zuordnung

von Verantwortung, Diagnosen, Therapien und Kosten geht, tritt das Menschliche oft zurück. Häufig sind diese Gespräche von gegenseitigem Nachfragen, Unverständnis und Unsicherheit geprägt.
– Zeit ist sehr wichtig und immer entscheidend.

Jede dieser Gesprächssituationen ist wichtig und bedeutsam. Alles bekommt seinen Platz. Inhaltliches wird sachlich mit den zuständigen Behörden und Institutionen besprochen. Die Organisation und die Formalitäten erfordern einen nüchternen Blick auf das Pflegegeschehen und auf alle daran Beteiligten. Hier sind Konzentration, Klarheit und gute Vorbereitung gefragt.

Im Familien- und Freundeskreis hingegen haben Gefühle, die sicherlich auch mal schwanken, ihren Platz. In diesem geschützten Raum fühlt man sich zu Hause und wird als Mensch und wichtiges Familienmitglied gesehen. Auch im Kreis von Nachbarn und Arbeitskollegen sind Gefühle und menschliches Verhalten willkommen.

Es ist sehr befreiend und hilfreich, wenn Gefühle, Sorgen sowie emotionale Fragen und Gedanken einen geschützten Rahmen haben. Im Umgang mit Behörden, Institutionen und Begutachtern dagegen können zu viele Emotionen hinderlich sein.

Achten Sie also unbedingt auf gute soziale Kontakte und hilfreichen Austausch in der Familie. Seien Sie offen und interessiert an den Erfahrungen und Anregungen von Menschen, die ebenfalls pflegebedürftig sind oder selbst Angehörige pflegen. Das Wissen, dass man nicht allein ist, tut gut. Tipps und Hinweise von erfahrenen Menschen beruhigen, wenn einem unzählige Fragen durch den Kopf gehen.

Für all diese unterschiedlichen Gespräche bietet dieses Buch auf der sprachlichen Ebene eine umfassende Hilfestellung für Ihre neue Lebenssituation und unterstützt Sie bei einer wertschätzenden Kommunikation auf Augenhöhe mit allen Beteiligten.

Merkhilfe

In der Pflege steht der Mensch im Mittelpunkt allen Geschehens. Deshalb sind der/die Pflegebedürftige und seine/ihre direkten Angehörigen das Wichtigste!

- Seien Sie mutig und stehen Sie für sich und Ihre Bedürfnisse ein.

- Seien Sie gütig und geduldig mit sich. Manches braucht seine Zeit.

- Nehmen Sie Ihre Sorgen, Bedenken und Ängste ernst, und äußern Sie sie frei von Scham und falscher Bescheidenheit.

- Holen Sie sich Sicherheit und Orientierung, wann immer möglich. Sie haben ein grundsätzliches Recht auf Aufklärung und Information.

- Beachten Sie einen respektvollen Umgang mit allen Beteiligten, auch wenn es schwerfällt. Es schont Ihre Nerven und Kräfte.

- Bewahren Sie sich eine gute Portion Zuversicht und Humor. Es macht alles etwas leichter im Alltag.

- Machen Sie sich bewusst: Sie sind nicht allein! Holen Sie sich Hilfe im kleineren und größeren Umfeld, wann immer es geht.

- Gestalten Sie für sich und Ihre Lieben täglich auch schöne Momente und fröhliche Gespräche und genießen Sie sie. Das tut jeder Seele gut.

KAPITEL 2

Das gute Gespräch in der Pflege

Wie redet man über die Pflege?

Beginnt eine Zeit, in der Sie von Pflege sprechen, ist es wichtig, die persönliche Lebenssituation zu unterscheiden. Sprechen Sie von Ihrer eigenen Pflege oder sind Sie im Gespräch über die Pflege eines nahestehenden Menschen?

Wenn Sie selbst Pflege in Anspruch nehmen und in der Lage sind, für sich selbst zu sprechen, können Sie sagen, was Ihnen auf physischer (körperlicher), psychischer (seelischer) und mentaler (geistiger) Ebene wichtig ist. Sie reden dabei über Ihr ganz normales Leben mit seinen alltäglichen Anforderungen. Sie werden von Ihren Gewohnheiten, Vorlieben und Abneigungen erzählen und möglichst viel zu Ihren Bedürfnissen, Wünschen und Vorstellungen sagen. Das ist gut und richtig, denn Sie kennen sich selbst am besten. Neben den medizinischen Anforderungen spielen im Pflegeprozess das persönliche Wohlbefinden und das Sich-angenommen-Fühlen eine zentrale Rolle. Mit Ihrer Zufriedenheit sinkt oder steigt Ihre eigene Lebensqualität, und je mehr Informationen Sie hierzu beitragen, umso besser und stimmiger wird Ihre Pflege ablaufen.

Ganz anders gestalten sich Gespräche, die Sie im Namen einer pflegebedürftigen Person führen. Hier sprechen Sie über die Bedürfnisse, Rituale, Gewohnheiten eines anderen Menschen. Das ist eine besondere Herausforderung, denn vieles wissen Sie vielleicht nicht genau, und doch möchten Sie im besten Sinne für den Menschen sprechen, dessen Pflege Ihnen anvertraut wurde.

Im Gespräch sein, aber worüber?

Wird deutlich, dass ein Mensch Pflege benötigt, stehen anfangs medizinische Untersuchungen und klinische Behandlungen an. In dieser Zeit drehen sich die Gespräche meist nur darum, denn die Behandlungen sichern Leben und Gesundheit dieses Menschen. Seine persönliche Befindlichkeiten werden zunächst hintangestellt. Die vorrangigen Ansprechpartner sind die Ärztinnen und Ärzte.

Nach Abschluss der Behandlung bringen therapeutisches und pflegerisches Fachpersonal die Rehabilitation des/r Bedürftigen gemeinsam auf den Weg.

Erst zu Hause oder in einer stationären Pflegeeinrichtung geht es wieder um die Bewältigung, die Gestaltung und das Erleben des Alltags. Die Diagnose ist nun abgeschlossen und die medizinischen Fragen sind weitestgehend beantwortet, die Behandlung mit Medikamenten oder durch Therapien wird innerhalb der Pflege durchgeführt. Die ambulante medizinische Betreuung erfolgt meist in Zusammenarbeit mit der hausärztlichen Praxis.

Nun rückt der Alltag wieder in den Fokus – aber wie geht es jetzt weiter? Folgende Fragen zu den Bedürfnissen des pflegebedürftigen Menschen sollten beantwortet werden:

–   Wie kommuniziert der/die Pflegebedürftige mit Menschen (oder auch mit Tieren)?
–   Wie steht es um seine/ihre Mobilität und Bewegungsgewohnheiten?
–   Was ist ihm/ihr bei der Körperpflege wichtig?
–   Was isst und trinkt er/sie am liebsten?
–   Wie steht es um seine/ihre Verdauung und Hygiene?
–   Welchen Wert legt er/sie auf Kleidung und Ästhetik?
–   Wie sind seine/ihre Schlafgewohnheiten? Wann braucht er/sie Pausen?
–   Welche Hobbys und persönlichen Interessen hat er/sie? Wie nimmt er/sie am Leben teil?
–   Wie fühlt er/sie sich als Mann oder Frau? Kann er/sie sich entsprechend verhalten?
–   Fühlt er/sie sich sicher? Ist die Privatsphäre gesichert?
–   Pflegt er/sie soziale Kontakte und Freundschaften?

Diese Fragen zu thematisieren, so wie in diesem Buch anhand von Gesprächsbeispielen, ist neu und ungewohnt, denn normalerweise spricht man nicht davon, sondern tut es einfach – oder manchmal vielleicht auch nicht. Doch von nun an werden die Gespräche immer wieder persönliche und intime Details berühren. Zu Beginn einer Pflege ist das vielleicht mit Scham behaftet, doch geht es hier um grundlegende und wichtige Informationen. Nur wenn die Pflegenden genau über Gewohnheiten und Vorlieben unterrichtet sind, kann die Pflege zu voller Zufriedenheit des pflegebedürftigen Menschen durchgeführt werden.

Was passiert, wenn man pflegebedürftig wird?

Pflege ist ganz natürlich, wenn man über kleine Kinder spricht, die versorgt, gehegt und großgezogen werden wollen. Es ist klar, dass die Kleinen (noch) nicht alles allein können und Hilfe, Liebe und Fürsorge bedürfen. Mit Geduld und Nachsicht wird der kleine Körper gewaschen, gekleidet, genährt und auf vielerlei Art umsorgt. Kinder brauchen daneben aber auch körperliche Nähe, gemeinsames Kuscheln, Lachen, Trost und Ermunterung. Kinder bekommen Liebe, Nähe und eine Heimat. Erkranken sie, sprechen Eltern ganz natürlich darüber, erzählen und tauschen sich aus.

Das heranwachsende Kind entwickelt im Laufe der Jahre seine Persönlichkeit und wird eigenständig. Dazu gehört auch ein natürliches Schamgefühl, sodass es sich schließlich selbst der eigenen Körperpflege widmet.

Diese Intimität will im späteren Leben gewahrt werden, und jeder Mensch entscheidet selbst, wer einem wie, wann und wie lange nahekommen darf. Diese persönlichen Werte und Rituale gelten sowohl für den Körper als auch für die Seele!

Wird ein Mensch im Laufe des Lebens durch Krankheit oder Unfall pflegebedürftig, erleben der/die Betroffene und die Angehörigen dies als sehr befremdlich und unnatürlich. Plötzlich gehören einem der eigene Körper, der gewohnte Tagesablauf, das eigene Leben nicht mehr allein. Der/Die Pflegebedürftige muss seine/ihre Selbstbestimmung, einen intimen und sehr persönlichen Teil des Lebens, ganz oder in Teilen in fremde Hände geben und mit fremden Menschen darüber sprechen. Das ist sehr ungewohnt und auf keinen Fall vertraut. Darauf ist niemand vorbereitet. Selbst dann nicht, wenn Mutter, Vater oder Partner gepflegt werden oder wurden. Man spricht einfach »lieber nicht« darüber. Etwas im Leben, im Ansehen und im Lebensrhythmus gerät aus dem Gleichgewicht. Scham lässt viele Menschen verstummen. Unsicherheit und gesellschaftliche Ängste blockieren die so wichtigen Gespräche und Begegnungen, die unerlässlich sind, wenn man auf Hilfe und Unterstützung angewiesen ist.

Warum es wichtig ist, sich mitzuteilen

Das Gespräch mit beratenden und erfahrenen Pflegekräften ermöglicht Betroffenen und Angehörigen die entscheidende Hilfe, Besserung und Linderung zu finden. Wer spricht, teilt sich mit. Wer sich mitteilt, ist nicht mehr allein.

Je klarer Sie das, was Ihnen wichtig ist, kommunizieren, umso mehr können Ihre Vorstellungen, Werte und Bedürfnisse im Umgang mit Ihnen beachtet werden. In den Pflegeplanungen und -handlungen können Ihre Anliegen dann berücksichtigt und respektiert werden. Haben Sie also keine Scheu, für sich und Ihre Anliegen einzustehen.

Wenn Sie als Angehörige der direkte Ansprechpartner sind, kommunizieren Sie im Namen von jemandem. Dies erfordert viel Wissen und viel Austausch mit dem pflegebedürftigen Menschen, vielleicht auch eine gute Beobachtungsgabe. Je mehr Details Sie in Erfahrung bringen oder aus gemeinsamer Zeit wissen, desto besser.

Je sicherer Sie sich im Gespräch fühlen, umso eher finden Ihre Bedürfnisse Gehör. Die inhaltlichen Themen werden sehr vielschichtig und unterschiedlich sein. Sie werden mit schwierigen, komplizierten und fremden Sachverhalten konfrontiert werden. Je länger Sie dabei Orientierung und Nerven behalten, desto klarer können Sie Fragen und Antworten formulieren. Je klarer Sie sich über Ihre Ziele, Erwartungen und Bedürfnisse sind, umso hilfreicher ist es für alle Beteiligten. Sie wissen, was Sie brauchen? Sie wissen, was Sie wollen und was nicht? Sie wissen, was Ihre Mutter braucht? Sie wissen, was sie will oder auch nicht will? Sehr gut. Innere Klarheit bringt äußere Klarheit. Dies schaffen Sie, indem Sie sich gedanklich gut vorbereiten oder sich mit einem vertrauten Menschen austauschen. Machen Sie sich ein paar Notizen zur Erinnerung oder zum Spicken.

Wann ist ein Gespräch »gut«?

Gut ist es:
- wenn Sie alle wichtigen Informationen erhalten,
- wenn Sie wissen, dass Sie wirklich gehört wurden,
- wenn Sie sich ernst genommen fühlen,
- wenn Sie mit einem positiven Grundgefühl aus dem Gespräch gehen.

Eine wichtige Vorbedingung für so ein gutes Gespräch besteht im persönlichen Vertrauen der Gesprächspartner füreinander. Ist dieses Vertrauen vorhanden, lassen sich die wesentlichen Anliegen für das eigene Leben besprechen und die Anliegen der anderen hören. Man lernt deren zeitlichen Rahmen kennen und berücksichtigen. Deshalb spielt das zwischenmenschliche Verhältnis immer eine wichtige Rolle.

Ganz gleich, mit wem Sie reden, bitte denken Sie daran, dass Sie nie dasselbe Gespräch noch einmal führen werden. Es handelt sich also immer um eine einmalige Chance. Nutzen Sie sie!

Das ist in jedem Gespräch wichtig!

JEDE GESPRÄCHSSITUATION IST IHRE CHANCE!

Oft sind es nur wenige Minuten, die Ihnen zur Verfügung stehen. Deshalb nutzen Sie unbedingt den Moment!

- Sagen Sie das, was Ihnen wichtig ist.
- Fragen Sie das, was für Sie wichtig ist.
- Fragen Sie nach, wenn Sie etwas nicht verstanden haben.
- Melden Sie sich zu Wort, wenn es zu schnell geht.

DER TON MACHT DIE MUSIK

Die ersten Sekunden im Gespräch sind oft entscheidend für die Stimmung und Atmosphäre. Je klarer der gegenseitige Respekt spürbar ist, umso mehr Transparenz und wachsendes Vertrauen wird sich zeigen:

- Sprechen Sie selbstbewusst und doch wertschätzend.
- Verwenden Sie die persönliche Ansprache und nehmen Sie Blickkontakt auf.
- Begrüßen Sie Ihren Gesprächspartner und verabschieden Sie sich von ihm.

DAS WICHTIGE ZUERST!

Äußern Sie die Frage, die Sorge oder den Gedanken, der Sie am meisten beschäftigt, gleich zu Beginn des Gesprächs. So löst sich emotionaler und zeitlicher Druck auf. Nennen Sie den Namen Ihres Gesprächspartners, und starten Sie beispielsweise mit:

- »Was mich am meisten beschäftigt, ist …«
- »Meine große Sorge ist …«
- »Was ich nicht verstanden habe, ist …«
- »Meine wichtigste Frage ist …«
- »Was mir Angst macht, ist …«
- »Was mich am meisten interessiert, ist …«
- »Was ich zu meiner Beruhigung wissen will, ist …«
- »Was mir noch auf der Seele brennt, ist …«

BEI SICH SELBST SEIN UND BLEIBEN

Wer außer sich ist, ist nicht bei sich – so heißt es im Volksmund. Genauso fühlt es sich auch oft an, wenn die Emotionen im Gespräch hochkochen. Deshalb ist es außerordentlich hilfreich, sich vor dem Gespräch zu informieren und sich selbst zu fragen: »Was will ich heute auf jeden Fall hören, sagen oder erreichen?«

Danach nutzen Sie die Zeit, die zur Verfügung steht. Wer bei sich bleibt, ist weniger abhängig von äußeren Einflüssen und behält einen klaren Kopf.

FÜR SICH SELBST EINSTEHEN

Geben Sie sich selbst die Erlaubnis, auf Ihr Herz und Ihr Gewissen zu hören. Im entscheidenden Moment trauen Sie sich dann, Ja oder Nein zu sagen, nachzufragen oder sich zu Wort zu melden.

Denn am Ende des Tages schaut sich jeder selbst im Spiegel an, und dann ist es wichtig, dass Sie sagen können: »Ich habe, so gut ich konnte, für mich gesprochen und bin für mich, mein Leben und für meine Gesundheit eingestanden.« Das ist Würde.

MIT RESPEKT GEHT ALLES BESSER

Der gleiche Respekt, den man für sich selbst beansprucht, steht jedem Menschen zu. Es kann immer wieder passieren, dass Ihnen in den vielen Pflegewelten auch unfreundliche oder gestresste Menschen begegnen. Am besten schützen Sie sich, indem Sie selbst respektvoll bleiben und sich nicht von etwas anstecken lassen, das mit großer Wahrscheinlichkeit gar nichts mit Ihnen selbst zu tun hat, sondern eher mit der Fülle von Aufgaben und Vorgaben der anderen.

OFFENHEIT FÜR NEUES

Viel Neues wird Ihnen begegnen. Medizin und Therapie entwickeln sich beständig weiter. Es gibt nicht mehr nur den einen Weg, es gibt immer auch alternative Möglichkeiten. Schauen Sie sich um, bleiben Sie wach und neugierig auf Menschen, deren Kulturen und Lebensgeschichten. Seien Sie offen für die Erfahrung anderer pflegebedürftiger Menschen oder Familien. Aber seien Sie auch offen für die vielen Menschen in den Pflegeberufen. Es ist mitunter eine bunte Welt, und auch wenn es nicht immer so erscheint: Hier wirken viele Menschen mit Herz und Verstand.

MIT POSITIVEN ÜBERRASCHUNGEN RECHNEN

Selbst wenn das Lebensthema »Pflege« für jeden Menschen eine große Aufgabe ist, so kann doch jeder Tag auch schöne Überraschungen, positive Nachrichten, freundliche Menschen, Verbundenheit und Hilfsbereitschaft, Versöhnung und Fröhlichkeit mit sich bringen. Deshalb ist es für den Geist, das Gemüt und damit auch für das Immunsystem von großem Vorteil, auch mit positiven Überraschungen zu rechnen. Beispielsweise:

- Sie mussten kürzer warten als gedacht.
- Sie bekommen eine rasche Rückmeldung.
- Ein fröhlicher Mensch taucht genau im richtigen Moment auf.
- Sie finden im Wartezimmer neue Freunde.
- Sie bekommen unverhofft gute Nachrichten, die Sie glücklich machen.

SICH MUT MACHEN (LASSEN)

Mut tut gut! Sowohl einem gesunden Menschen und erst recht einem kranken, hilfsbedürftigen Menschen. Vor oder in Gesprächen ist Ihr Herzschlag oft höher als sonst. Das ist menschlich und verschwindet meist, wenn Sie mutig sagen und erfragen, was Ihnen auf dem Herz liegt.
Und an ganz schweren Tagen ist es wunderbar, wenn Ihnen ein Mensch begegnet, der Ihnen Mut macht. Nehmen Sie ihn an!

SELBSTBESTIMMT BLEIBEN

Je informierter Sie sind, umso konkreter kann ein Gespräch verlaufen. Stellen Sie klare Fragen, dann bekommen Sie meist auch klare Antworten. Wenn Sie sich überrumpelt fühlen oder das Gesagte nicht verstehen, bleiben Sie ruhig. Bleiben Sie bei sich und fragen Sie so konkret wie möglich nach.
Die Selbstbestimmung ist sehr wichtig und steht jedem ohne Wenn und Aber zu. Stehen Sie immer zu sich und sprechen Sie für sich.

Gefühle in Gesprächen

Kommunikation ist immer ein Zusammenspiel verschiedener Aspekte. Im persönlichen Gespräch spricht man nicht nur mit Worten, sondern auch mit Mimik und Gestik. Am Telefon dagegen hat man nur das gesprochene Wort und den Klang der Stimme. Im Schriftverkehr setzt man alles auf die geschriebenen Worte. Bei all dem schwingen stets die eigenen Gefühle und Emotionen mit, die mal mehr, mal weniger von den Gesprächspartnern wahrgenommen werden.

Kommunikation ist ein Schlüssel – und, wenn Sie so wollen, auch ein Zauberwort. Sie öffnet Türen oder schließt sie. Ein einziger Blick, ein einziges gesprochenes Wort, die eine entscheidende Geste kann Welten positiv und hilfreich bewegen.

Ein gelungenes Gespräch, eine wertschätzende Begegnung unterstützt Sie in Ihrer aktuellen Lebenssituation – sowohl auf der menschlichen Ebene als auch bei der Klärung von Fakten und sachlichen Absprachen. In entscheidenden Situationen tauschen Sie sich so mit allen Familienmitgliedern oder Fachleuten klar und umfassend aus.

Gelingt das Gespräch, baut es Brücken zwischen den unterschiedlichen Welten: der Welt der Medizin, der Verwaltung, der Pflegedienste und Pfleger, der/des Betroffenen und deren/dessen Familie. Das Gespräch hilft Ihnen dabei zu verstehen, sich zu orientieren und sich in den getroffenen Entscheidungen sicher zu fühlen. Gute Gespräche nähren aber auch das Menschliche, schaffen das so wichtige Vertrauen in bedürftigen Situationen und wahren die Würde aller Beteiligten. Für Betroffene und deren Familien ist ein wertschätzender Umgang mit der herausfordernden Lebenssituation elementar wichtig, denn das Sterben und der Tod sind plötzlich im eigenen Leben präsent. Das Leben stellt alle vor wichtige Entscheidungen. Ängste und Sorgen, Hoffnung und Enttäuschung, auch Wut und Verzweiflung sind oft mit dabei. Jeder pflegt seinen persönlichen Umgang mit diesen Emotionen und muss im Ernstfall auch mit seinen Erfahrungen, Ereignissen und Entscheidungen weiterleben können.

Warum verlaufen Gespräche oft so emotional?

Wo Menschen sind, sind Gefühle. Wo Gefühle sind, ist Leben. Die Basis jeder menschlichen Kommunikation sind Gefühle. Das zeichnet die Menschen aus und kann ein Segen sein, aber auch ein Fluch, wenn die Emotionen einen fest im Griff haben und mit einem »durchgehen«.

Gefühle sind allerdings auch wichtige Ratgeber, denn sie machen einen darauf aufmerksam, wenn einem etwas zu viel wird oder in die falsche Richtung läuft. Sie sind zugleich wunderbare Wegweiser, wenn man zufrieden ist und sich wohlfühlt. Menschen drücken ihre positiven Gefühle durch lebensfrohe und angenehme Verhaltens-weisen aus. Menschen, die gerade vorwiegend negative Gefühle erleben, sind entsprechend belastet und verhalten sich abweisend. Tagtäglich sind bei jedem viele emotionale Varianten möglich, alle aber sind menschlich. Wer Schmerzen und Sorgen hat, ist deutlich empfindsamer und sensibler, als wäre er frei davon. Hat eine Mutter, ein Vater, ein Kind oder ein Partner gesundheitliche Probleme und braucht medizinische oder pflegerische Hilfe, sind die Angehörigen emotional davon betroffen, weil sie die kranke Person lieben, mit ihr mitleiden und Angst um sie haben. Angehörige wollen, sollen oder müssen nun außerdem für die Mutter, den Vater, den Partner oder das Kind denken, sprechen und handeln. Das kann die Pflegenden stark an ihre emotionalen, aber auch an organisatorischen und zeitli-chen Grenzen führen.

Nicht selten sind Geschwister sich uneinig im Umgang mit dem/ der Pflegebedürftigen in der Familie. Dann schwingen oftmals alte Familiengeschichten mit, ein familiäres »Kräftemessen« beginnt, dem jedoch auch immer viel Liebe und Zuneigung sowie Trauer und Hilf-losigkeit zugrunde liegen.

Gefühle sind natürlich auch bei den Menschen zu finden, die in den Gesundheitsberufen arbeiten, sich beruflich bei zuständigen Be-hörden engagieren oder in Beratungsstellen fachliche Ansprechpart-ner sind. Auch sie erleben Stress, sind emotional belastet und zeigen unterschiedlichste Gefühle. Hier müssen Sie als Pflegebedürftige/r oder Sie als Angehörige/r eine strikte Grenze zwischen sich und den anderen ziehen, um sich von fremden Gefühlen nicht zusätzlich be-einflussen zu lassen.

Die zwei Seiten der Gefühle

Natürlich gibt es diese eine Seite der Gefühlswelt, die die Menschen wunderbar finden: die Freude, die Liebe, das Glück. Mit ihr sind viele positive Ereignisse, Bilder und Geschichten verbunden. Doch es gibt auch diese andere Seite, die man gern wegdrücken, leugnen, verdecken oder überspielen will: die Trauer, die Wut, die Hilflosigkeit. Etwas schlechte Laune oder einen nicht so guten Tag kann der Mensch durchaus mal korrigieren oder ertragen. Man nimmt sich dann etwas zurück oder gibt dem Umfeld zu verstehen, dass man heute etwas empfindlicher ist als sonst.

IHRE POSITIVEN GEFÜHLE	IHRE NEGATIVEN GEFÜHLE
vertrauensvoll	misstrauisch
gütig, nachsichtig	nachtragend
freundlich	unfreundlich
geduldig	ungeduldig
versöhnlich	zornig
verständnisvoll	uneinsichtig
entspannt	angespannt
beruhigt	aufgebracht
optimistisch	pessimistisch
fragend, interessiert	kritisch, nörgelnd

Ist man aber krank oder pflegebedürftig, wird diese »Kontrollinstanz«, die jeder Mensch durch die Erziehung, Schule und gesellschaftliche Normen erlernt hat, schwächer. So werden die weniger angenehmen Gefühle nicht mehr abgepuffert und kommen schneller zum Ausdruck. Man ist insgesamt deutlich empfindsamer und empfänglicher für die unangenehmeren Seiten der Gefühlswelt, denn Abhängigkeiten, Wartezeiten, Ungewissheit und natürlich der Schmerz und die Angst in einem selbst verstärken die negativen Gefühle. Am Benehmen erkennt man die Gefühlslage eines Menschen recht schnell.

Wie machen sich Gefühle bemerkbar?

Der Volksmund spricht von guter oder schlechter »Laune«. Die eigene Stimmung drückt sich meist in der Art aus, wie mit anderen gesprochen wird und welche Worte benutzt werden. Hier erzähle ich Ihnen von verschiedenen Situationen mit jeweils zwei sehr unterschiedlichen Stimmungsäußerungen.

1. Optimistisch oder pessimistisch?

Eine Tochter begleitet ihre Mutter zu einem Augenarzttermin und hat nur begrenzt Zeit. Sie spricht die Dame an der Anmeldung direkt darauf an:

- **Variante 1:** »Guten Morgen, Frau Grimm. Ich habe heute leider nur zwei Stunden Zeit und muss dann zur Arbeit. Meinen Sie, dass die Untersuchung meiner Mutter in dieser Zeit möglich ist?«
- **Variante 2:** »Guten Morgen. Ich bin gespannt, ob das heute bis zehn Uhr klappt. Ich muss zur Arbeit und habe ja schließlich auch einen Termin gemacht.«

2. Beruhigt oder aufgebracht

Simone besucht ihren Vater im Heim. Er soll regelmäßig Gehübungen machen. Doch heute ist er nicht, wie vereinbart, zum Frühstück in den Speisesaal gegangen, sondern isst allein in seinem Zimmer. Als Simone ihn danach fragt, erklärt er ihr, dass ihm das Laufen doch schwerfällt und er so etwas länger schlafen konnte.

- **Variante 1:** »Gut, Papa. Dann genieße jetzt noch dein Frühstück. Danach gehen wir gemeinsam noch mal in den Garten.«
- **Variante 2:** »Ach, Papa! Du musst dich auch mal ein bisschen anstrengen, sonst wird das immer schlimmer mit den Beinen.«

3. Entspannt oder angespannt

Marlen pflegt ihre Mutter zu Hause. Sie hat drei Geschwister, die nur unregelmäßig nach der Mutter schauen. Vera, die Jüngste, kommt spontan zum Frühstück vorbei und wird von Marlen mit den Worten empfangen:

- **Variante 1:** »Hallo, Vera, wie schön, dass du gerade kommst. Mama frühstückt noch, und wenn du jetzt da bist, kann ich in Ruhe eine Stunde in den Garten. Der freut sich über jeden Tropfen Wasser.«
- **Variante 2:** »Ja, ganz toll. Wenn ich gewusst hätte, dass du kommst, hätte ich mir heute früh nicht so einen Stress gemacht. Ich muss doch noch in den Garten, bevor alles vertrocknet.«

Diese kleinen Alltagsgeschichten machen deutlich, wie sehr sich die Stimmung eines Menschen durch seine Worte auf eine Situation auswirkt, wie rasch sie sich ausbreitet und Gesprächspartner beeinflussen kann. Dies gilt für die positiven wie auch für die negativen Stimmungsbilder. Dies hat meist weniger mit der (mangelnden) Zeit zu tun, sondern eher mit der inneren Haltung, wie man auf unvorhergesehene Situationen reagiert.

Innere Haltung – wie sieht es wirklich in mir aus?

Die Stimmung und die Einstellung eines Menschen haben großen Einfluss darauf, wie alle Beteiligten das Gespräch erleben. Beides wirkt sich auch auf das Ergebnis eines Gesprächs aus.

Alle Erfahrungen, Gefühle und Gedanken, die ein Mensch im Laufe seines Lebens sammelt, bestimmen, wie sich dieser Mensch in der Welt sieht und wie er fühlt. Sie prägen ihn und formen seine Weltsicht, seine Sicht auf andere Menschen und auf seine Umwelt. Sie formen auch seine Haltung und seine Einstellung.

Haltung ist die Basis für jegliche Kommunikation. Sie drückt sich in Worten und Gesten aus. Besonders in sensiblen Situationen sind die

Antennen aller Beteiligten sehr empfänglich für alle Signale, die zwischen den Zeilen übermittelt werden. Da sich auch Tonfall und Wortwahl an Haltung und Stimmung orientieren, lohnt es sich, vor einem Gespräch ins eigene Innere zu schauen.

Die folgende Tabelle zeigt Ihnen einige der vielen Möglichkeiten, wie sich das Innere im Außen ausdrücken kann.

IM INNEN UND IM AUSSEN

IHRE INNERE HALTUNG	IHR AUSDRUCK NACH AUSSEN
Sie sind fröhlich.	Sie begrüßen Ihren Gesprächspartner mit einem Gruß und seinem Namen, nehmen Blickkontakt auf und sind höflich.
Sie sind von etwas enttäuscht.	Sie nehmen nur kurz Blickkontakt auf, Ihr Gruß ist oberflächlicher.
Sie vertrauen Ihrem Gesprächspartner.	Sie hören interessiert zu und fragen direkt nach, wenn etwas wichtig für Sie ist.
Sie sind ungeduldig.	Sie unterbrechen Ihren Gesprächspartner eher, sprechen schnell oder undeutlich. Sie wirken unfreundlich.
Sie sind misstrauisch.	Ihre Körperhaltung ist eher angespannt. Sie nehmen wenig Blickkontakt auf, rechtfertigen sich.
Sie sind zuversichtlich.	Ihr Gesicht ist entspannt. Sie lächeln, Ihre Körperhaltung ist aufgerichtet, Ihre Worte sind freundlich.
Sie sind ängstlich.	Ihre Stimme ist eher leise, Ihre Atmung ist eher kurz und flach. Sie bewegen nervös die Hände.
Sie sind selbstbewusst und wissen, was Sie wollen.	Ihre Fragen und Antworten sind direkt und klar. Sie sind aktiv im Gespräch dabei, äußern sich, hören aber auch zu.

Eine positive Haltung fühlt sich gut an, hilft aber auch in schwierigen Momenten über so manches hinweg und bringt die nötige Ruhe für wichtige Entscheidungen. Welche Haltung man einnimmt, hat jeder Mensch selbst in der Hand. Auf sie kann er immer zurückgreifen, denn das eigene Innere gehört jedem Menschen allein und bleibt geschützt. Es lohnt sich, nach innen zu hören und die eigene Einstellung wohlwollend zu prüfen. Ist man aufgeregt, nervös oder unsicher, darf das auch zu Beginn eines Gesprächs zum Ausdruck kommen. Gefühle zu haben ist menschlich, Gefühle zu benennen zeugt von Stärke. Folgende Beispiele zeigen, wie Sie Ihre schönen, aber auch unangenehmen Gefühle Ihrem Gesprächspartner deutlich machen können:

- »Ich bin so aufgeregt, was Sie mir jetzt sagen werden.«
- »Das Gespräch heute macht mich ganz nervös.«
- »Ich mache mir viele Sorgen um das alles, und ich hoffe, dass sie heute etwas weniger werden!«
- »Ich bin sehr verärgert über dieses Vorgehen.«
- »Ich bin heilfroh, dass das noch mal gut ausgegangen ist.«
- »Es macht mich sehr traurig, dass ich für diese einfachen Dinge Hilfe brauche.«
- »Ich befürchte, dass das alles sehr lang dauern wird.«
- »Ich hoffe inständig, dass mir die Therapie hilft.«
- »Darf ich mir Hoffnung machen, dass ich den Arm wieder bewegen kann?«
- »Ich habe große Zweifel, welche Entscheidung für mich richtig ist.«
- »Jeder sagt etwas anderes. Ich fühle mich völlig überfordert.«
- »Ich bin so erleichtert, dass Sie mich ernst nehmen und mir zuhören.«
- »Es beruhigt mich, dass ich Ihnen das anvertrauen kann.«
- »Jetzt, wo Sie wissen, was mir wichtig ist, bin ich erleichtert.«
- »Danke, dass Sie so offen zu mir sind. Das macht mir Mut.«
- »Ich bin sehr froh, dass ich das mitentscheiden darf. Dann weiß ich, was passieren wird.«
- »Mir tut es schon gut, dass Sie noch einmal nachfragen.«

- »Ich vertraue darauf, dass Sie mich gut beraten haben.«
- »Ich bin sehr erschrocken, aber jetzt weiß ich, welche Möglichkeiten ich habe.«

Tatsächlich löst das Aussprechen von Ängsten und Sorgen so manche Anspannung auf und gibt den Weg für wichtige Informationen frei. Denn starke Emotionen überlagern immer wieder den »klaren Kopf« und verhindern ein zielgerichtetes Denken. Sind die Emotionen bewältigt, fällt auch das selbstbewusste Auftreten leichter.

Werden die Gefühle jedoch übergangen oder nicht ernst genommen, stauen sie sich im Inneren an und kommen – meist an unpassender Stelle – impulsiv aus dem Menschen heraus. In einem passenden Umfeld mag es gut sein, den Druck abzulassen, doch wer zu emotional und zu impulsiv durch die Welt geht, reizt das Umfeld und zieht so möglicherweise schlechte Laune an. Zusätzlich steigert man die eigene innere Gereiztheit. Das Nervensystem reagiert darauf, und man wird immer »dünnhäutiger«. In Zeiten, in denen man gesundheitlich geschwächt ist, sollte man sich die eigenen Kräfte unbedingt gut einteilen und schonen. Es darf »mengscheln«, aber möglichst nicht auf Kosten der Gesundheit. Sprechen Sie über Ihre Gefühle. Sie erkennen sie daran, dass Ihre Gedanken lange oder immer wieder um dieselbe Frage oder dieselben Ängste und Sorgen kreisen. Nutzen Sie die eben aufgeführten Satz- und Gedankenbeispiele, um gleich am Anfang Ihr vorherrschendes Gefühl dem Gesprächspartner deutlich zu machen. Die Entspannung, die sich danach in Ihrem Körper ausbreitet, ist meist in Ihrem Tonfall und damit auch im gesamten Gespräch rasch zu spüren.

Auch Geduld braucht Zeit

In der Welt der Pflege brauchen Betroffene und Angehörige noch etwas und zwar in großer Menge: Geduld.

In der neuen, der ungeplanten und nicht gewollten Lebenssituation brauchen Pflegebedürftige vor allem Geduld mit sich selbst, ihren Familien und dem Bewältigen des veränderten Alltags. Die Gefühle schlagen in einer Zeit, in der einem alles zu entgleiten scheint, Purzelbäume. Das Altvertraute existiert nicht mehr. Alles sortiert sich neu. Es gibt wenig Orientierungspunkte, dafür aber viel Ungewissheit und Traurigkeit. Das Leben scheint an Wert verloren zu haben. Tatsächlich aber eröffnen sich nun neue und andere Lebensräume, die man vorher vielleicht nicht erkannt und gesehen hat. Gute Gespräche und Begegnungen werden anders wertgeschätzt. Schöne Momente genießt man intensiver. Festzustellen, dass man bei allem, was ist, den Humor nicht verloren hat, ist ein großer Segen. So bewahrt man sich auch die Zuversicht, wenn auch manchmal nur in kleinen Schritten. Es bietet sich die Gelegenheit, Nähe und Beziehung in der Familie nun besonders zu pflegen. Vielleicht finden Versöhnung und tiefere Gespräche Platz und Raum. Der Kern des menschlichen Daseins – das Leben selbst – rückt nun mehr in das Bewusstsein aller. Denn: Was und wer ist wirklich wichtig? Oberflächliches verliert an Wert. Viele Erkrankte oder Familien, in denen pflegebedürftige Angehörige leben, erzählen immer wieder von solch positiven Erlebnissen. Der Pflegealltag ist zwar nicht immer leicht, doch auch er ist wertvoll. Wer sich darauf einlässt und gute Verbindungen zu den professionellen Pflegekräften aufbaut, sich Hilfe holt und die neue Qualität im Leben anerkennt, kann auch gewinnen. Nur geschieht dies alles nicht innerhalb von wenigen Tagen. Geben Sie sich Zeit!

Merkhilfe

Gefühle sind ein grundlegender Teil des Lebens. Sie sind weder gut noch schlecht, sondern einfach treue Wegbegleiter des Lebens, die zum Ausdruck bringen, wie sich der Mensch fühlt. Etwas Aufmerksamkeit im Umgang mit ihnen kann Ihnen helfen und Ihre Kräfte schonen.

- Gefühle sind menschlich und ein Zeichen von Lebendigkeit.

- Wer krank, abhängig, schmerzgeplagt ist, ist insgesamt empfindsamer und verletzlicher.

- Ihre Stimmung und Ihre innere Einstellung beeinflussen unmittelbar das Gespräch und die Begegnung.

- Eine positive Haltung bringt Beruhigung und Konzentration in ein Gespräch.

- Gute Stimmungen schaffen gegenseitiges Vertrauen.

- Innere Klarheit bringt äußere Klarheit. Wenn Sie sehr aufgeregt sind, dürfen Sie das auch sagen.

- Alle Menschen, die sich beruflich in der Welt der Pflege engagieren, haben ebenfalls Gefühle. Deshalb ist grundlegender Respekt im Miteinander sehr wichtig und förderlich.

- Ihre innere Sicht kann sich wandeln. Schweres im Außen kann dadurch leichter werden.

- Manches braucht seine Zeit. Seien Sie geduldig mit sich.

KAPITEL 3

Die Gesprächs-
leiter

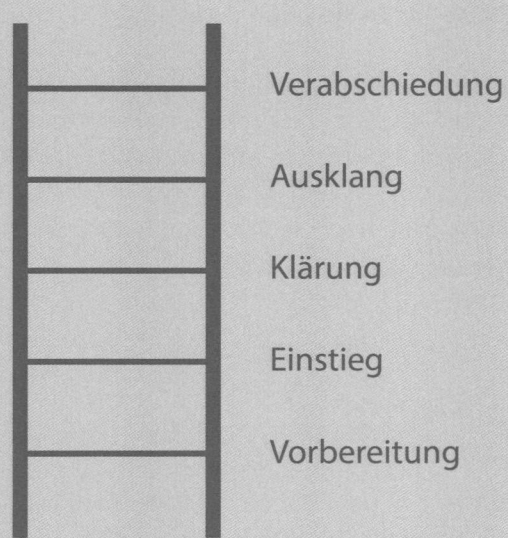

Verabschiedung

Ausklang

Klärung

Einstieg

Vorbereitung

Die einzelnen Stufen eines Gesprächs

So einzigartig wie der Mensch ist, so einzigartig ist jedes Gespräch. Dabei treffen Stimmungen, Befindlichkeiten, Persönlichkeiten, Ziele, Wünsche, Erwartungen, Tatsachen, Zeitrahmen und andere Vorgaben aufeinander. Der erste Eindruck, den die Gesprächspartner voneinander haben, fließt unmittelbar in den Verlauf der Unterhaltung, deren Qualität und auch das Ergebnis mit ein. Damit Inhalte von beiden Seiten leichter aufgenommen werden können, hilft eine klare Gesprächsstruktur. Sie gibt allen individuellen Facetten einen Rahmen.

Fünf Stufen bieten sich an, die das Gespräch in eine Ordnung bringen. Dazu gehören:

- – die Vorbereitung,
- – der Einstieg,
- – die Klärung,
- – der Ausklang und
- – die Verabschiedung.

Sie helfen den Gesprächspartnern, sich vorzubereiten und das eigene Ziel im Blick zu behalten. Nach dem Gespräch kann man dann genauer prüfen, ob es der Situation entsprechend hilfreich und erfolgreich war.

Im Folgenden gehe ich nun näher auf die einzelnen Stufen der Gesprächsleiter ein.

Die Vorbereitung

Vor jedem Gespräch in den Welten der Pflege sollten Sie sich selbst wichtige und klärende Fragen stellen. Je mehr Klarheit Sie mitbringen, umso größer ist die Wahrscheinlichkeit, dass Sie die meist wenige zur Verfügung stehende Zeit nutzen können.

Stellen Sie sich zunächst grundlegende Fragen wie:
- – Mit wem sprechen Sie?
- – Über welches Thema sprechen Sie?
- – Welches Ziel haben Sie?
- – Was sollen/müssen Sie mitbringen? (Z. B. Versichertenkarte, Überweisungsschein, Untersuchungsergebnisse, Berichte, Diagnosen, andere Unterlagen oder Dokumente)
- – Wie lange dauert das Gespräch?
- – Wie viel Zeit planen Sie ein?
- – Wer spricht mit wem? Falls es mehrere Personen sind: Wer führt das Wort?

Fragen Sie sich aber auch Folgendes:
- – Wie sind Ihre eigenen Bedürfnisse?
- – Wie steht es um Ihre Ängste und Hoffnungen?
- – Was brauchen Sie, um sicher und ruhig zu sein?

Legen Sie sich dann im Geist oder auf einem Zettel ein paar stimmige Worte zurecht. Wenn Sie für eine/n pflegebedürftige/n Angehörige/n eintreten, sprechen Sie sich, wenn möglich, noch einmal im Vorfeld mit ihm/ihr ab. Fragen Sie bestenfalls noch Ihre/n Partner/in oder vertraute Freunde um Rat.

Im Anhang dieses Buches (ab Seite 134) finden Sie Kopiervorlagen für Merkzettel, die Sie für die Vorbereitung und während Ihrer Gespräche nutzen können.

Der Einstieg

Der erste Eindruck, die ersten Sekunden der Begegnung sind sehr entscheidend für die Stimmung und für das Vertrauen im anschließenden Gespräch.

Gleich zu Beginn eines Gesprächs ist es für alle Beteiligten wichtig zu wissen, worum es im Kern gehen wird. Dieses Wissen gibt Ihnen Orientierung und Sicherheit. Es fällt Ihnen leichter, sich zu konzentrieren, und so gelingt Ihnen auch die weitere Planung besser.

Der Einstieg lässt sich in drei Hauptpunkte gliedern:
- Die Begrüßung: Sie zeugt von Respekt und Höflichkeit. Die Gesprächspartner stellen sich einander vor.
- Den Anlass formulieren: Was ist der Sinn, der Anlass des Gesprächs für Sie und für Ihren Gesprächspartner?
- Das Thema ansprechen: Worum geht es konkret?

Dies kann rasch vonstatten gehen, sodass Sie nach wenigen Augenblicken bereits beim Kern Ihres Gesprächs ankommen: der Klärung von Problemen, Anliegen oder Wünschen.

Die Klärung

In dieser Phase klären alle Gesprächsteilnehmer inhaltliche Fragen. Oft stellen sie sich gegenseitig Fragen und geben sich gegenseitig Antworten. Häufig geht es um folgende Fragen:
- Welches Ziel will jeweils erreicht werden?
- Was ist wichtig?
- Was braucht man dazu?
- Was ist zu beachten?
- Gibt es neue Informationen oder Erkenntnisse?
- Wie sieht das weitere Vorgehen konkret aus?

Sind alle Fragen beantwortet, treffen die Gesprächspartner eine Vereinbarung. Während die Vorbereitung, der Einstieg, der Ausklang und die Verabschiedung meist gut nachzuvollziehen und zu bewältigen sind, bleibt diese Sprosse der Gesprächsleiter für viele Menschen eine besondere Herausforderung. Denn hier schwingen die meisten Emotionen mit und sehr persönliche Anliegen kommen zum Zug, die im besten Fall unmissverständlich ausgedrückt werden sollten. Damit dies gelingen kann, stelle ich Ihnen ein paar Möglichkeiten vor, wie Sie Sorgen und Ängste mitteilen können, bevor diese Sie zu sehr blockieren oder die kostbare Zeit vorbei ist. Denn während der Klärung benötigt so manche Gesprächssituation eine besondere Strahlkraft. Mal ist es wichtig, selbstsicher zu wirken und es auch zu sein, mal muss ein Satz eindeutig ausgedrückt werden. Dann wiederum wird Wertschätzung wichtiger, um ein Gesprächsziel zu erreichen. Für solche Situationen gibt es einige gute Sprachhinweise und Tipps, mit denen man »auf Spur« kommt und bleibt. Denn die Wirkung einer Aussage entfaltet sich auch darin, wie man einen Satz aufbaut, welche Worte man nutzt und in welcher Weise man spricht. Hier einige Hinweise für die Wirkung einzelner Sätze und Worte. Die zugrunde liegende Haltung bleibt dabei immer ein Ja zu sich selbst.

Starke Sätze gut verpacken

TRAUEN SIE SICH, IHRE MEINUNG DURCHZUSETZEN!

Jede Entscheidung, die in der Pflege getroffen wird, hat etwas mit Ihrem eigenen Leben oder mit dem Leben eines Ihrer Angehörigen zu tun. Aus diesem Grund ist es gut und richtig, wenn Sie Ihre Meinung, Ihre Überzeugung kundtun und auch durchsetzen. Sie beeinflusst Ihre Lebensqualität, Ihren Alltag, Ihr körperliches und seelisches Empfinden. Es hat wenig Sinn, jemandem zuzustimmen oder in etwas einzuwilligen, das nicht zu Ihnen oder Ihrem Angehörigen passt. Mögliche Formulierungen sind:

- »Ich habe hierzu eine andere Meinung …«
- »Ich kenne mich/meine Mutter. Das tut mir/ihr nicht gut …«
- »Damit habe ich ungute Erfahrungen. Das möchte ich nicht in Anspruch nehmen.«
- »Ich habe ein Anrecht auf ein Beratungsgespräch. Bitte ermöglichen Sie mir dieses zeitnah.«

- »Danke für die Information. Ich entscheide mich jedoch anders.«
- »Heute/Jetzt entscheide ich das nicht mehr. Nach all den Informationen, die ich erhalten habe, brauche ich Bedenkzeit.«

TRAUEN SIE SICH, IHRE MEINUNG ZU ÄNDERN!

Wenn Emotionen im Spiel und im Entscheidungsraum sind, ist es völlig verständlich und auch normal, dass Sie Ihre Meinung zu etwas oder jemandem ändern können und dürfen. Alles will überlegt sein. Manches verstehen Sie erst später. Manchmal werden Ihnen die Folgen, Konsequenzen einer Entscheidung erst später klar. Es ist sinnvoll und ein Zeichen für Selbstverantwortung, auch zu einer geänderten Meinung zu stehen. Zum Beispiel so:

- »Meine Entscheidung von gestern möchte ich zurücknehmen …«
- »Nachdem ich darüber nachgedacht habe, bin ich zu einer neuen Entscheidung für mich/meinen Vater gekommen …«
- »Mir ist in der vergangenen Woche klargeworden, dass ich mich in dieser Sache neu entscheiden möchte …«
- »Ich fasse jetzt mal meinen Mut zusammen und entscheide mich neu …«
- »Ich habe mich noch mal neu entschieden …«
- »Ich habe meine Meinung dazu noch einmal grundlegend geändert.«

WER GEHT MIR AN DIE WÄSCHE?

Der Gedanke, dass Ihnen fremde Menschen körperlich sehr nah kommen werden, kostet Überwindung. Nähe, Intimität, Sexualität, Scham und gesellschaftliche Werte schwingen mit, und Sie wollen mitsprechen dürfen, wenn es die Pflegesituation erlaubt.
Wichtig ist es, ein Grundvertrauen zu der Sie pflegenden Person zu haben. Hierbei helfen folgende Informationen:

- Mit wem haben Sie es gerade zu tun (Name, Funktion, Qualifikation)?
- Was hat man mit Ihnen vor?
- Wann, wo und wie lange soll das geschehen?

Wenn Sie sich mit der Person nicht sicher fühlen, dürfen Sie Nein sagen:

- »Ich fühle mich mit Ihnen nicht sicher. Ich will/möchte bitte von einer Frau gewaschen werden.«

- »Ist es bitte möglich, dass ein Mann mich untersucht? Vielen Dank.«
- »Ist es möglich, von einer älteren Kollegin versorgt zu werden? Da fühle ich mich wohler.«
- »Mir ist es unangenehm, mich von Ihnen waschen zu lassen …«

GEWALT GEHT GAR NICHT!

Wenn jemand auf Ihre Kosten oder auf Kosten Ihres Angehörigen sein »Amt missbraucht« und physisch oder psychisch Gewalt ausübt, wehren und schützen Sie sich unter allen Umständen und mit allen Mitteln, die Ihnen zur Verfügung stehen!

Wehren Sie sich auch verbal:

Bei aggressivem Verhalten:
- »Das tut mir weh! Lassen Sie das!«
- »Sie erschrecken mich, wenn Sie mich ohne Ankündigung so anfassen. Lassen Sie das!«
- »Schreien Sie mich nicht an! Mehr Respekt bitte!«

Bei Ausgrenzung:
- »Sie hören weg, wenn ich etwas sage. Hören Sie mir bitte zu.«
- »Sie ignorieren mich. Ich habe Schmerzen.«
- »Sprechen Sie mit mir, nicht über mich!«
- »Wie Sie über mich reden, ist beschämend!«

Bei sexueller Belästigung:
- »Sie machen mir Angst! Gehen Sie weg!«
- »Fassen Sie mich so nicht an. Gehen Sie weg!«
- »Sie kommen mir zu nah! Schämen Sie sich!«
- »Ich will das nicht. Gehen Sie sofort!«

UND WENN SIE BEVORMUNDET WERDEN?

Wenn Sie sich bevormundet fühlen, drängt sich Hilflosigkeit auf, manchmal Scham, manchmal Zorn. In Schmerz, Angst und Abhängigkeit ist es schwer, eine kluge Entscheidung zu finden, wie Sie damit umgehen sollen. Es kann passieren, dass Sie im Klinikum, im Pflegeheim, aber auch zu Hause von vertrauten oder fremden Personen zurechtgewiesen, gemaßregelt oder bevormundet werden. Die Gründe sind oft Zeit, Ungeduld, eigener Stress oder Unwissenheit. Nicht immer steckt Absicht dahinter, deshalb sprechen Sie es lieber an und bleiben damit selbstbestimmt:

- »Sie wirken sehr unfreundlich, bitte sprechen Sie mich mit meinem Namen an.«
- »Ich brauche zwar Ihre Hilfe, aber ich bin ein erwachsener Mensch. Ich bitte um mehr Respekt.«
- »Als erwachsener Mensch treffe ich selbst diese Entscheidung für mich, nicht Sie.«
- »Sie dürfen mich gern fragen, ob ich damit einverstanden bin, entscheiden werden Sie es nicht.«
- »Sie dürfen darauf vertrauen, dass ich diese Entscheidung selbst treffen kann.«
- »Ich bin überrascht, wie unfreundlich Sie mit mir sprechen. Mit welchem Recht tun Sie das?«
- »Entschuldigen Sie bitte meine Direktheit, aber Sie bevormunden mich gerade.«
- »Warum duzen Sie mich? Ich möchte das nicht.«

DER ANGST WORTE GEBEN

Wenn Sie das Gefühl beschleicht, dass Sie sich und Ihr Leben nicht mehr »in der Hand haben« und andere über Sie entscheiden, kommen Ängste auf. Manchmal sind sie begründet, manchmal überkommen sie einen einfach, ohne dass man den Grund benennen könnte. Dann hilft es, wenn man sie anspricht. Wenn man seinen Ängsten klar Ausdruck verleihen kann, bringt das Beruhigung und Entspannung für alle Beteiligten. Am direktesten und einfachsten ist es, »das Kind beim Namen zu nennen«:

- »Die Diagnose macht mir fürchterlich Angst.«
- »Hier geht alles so schnell, das macht mir Angst.«
- »Ich habe Angst vor der Untersuchung morgen, wie lange wird sie wohl dauern?«
- »Mich ängstigen diese ganzen fremden Geräusche.«
- »Ich höre nicht mehr so gut, und ich habe Angst, dass ich etwas nicht mitbekomme, das wichtig ist.«
- »Die hohen Kosten machen mir Angst. Ist das denn alles zu bezahlen?«
- »Ich verstehe das nicht. Ich kann vor Angst kaum schlafen.«

DAS UNANGENEHMSTE, DAS IHNEN PASSIEREN KANN, IST, ...

... dass Sie als Mensch nicht gesehen und geachtet werden. Dass Ihre Krankheit, Ihr Defizit, Ihr Handicap Sie zu einem »Fall«, zu einer »Nummer« oder zu einer »Statistik« macht. Möglicherweise wird an Ihnen etwas ausprobiert, das Sie nicht wissen oder dem Sie nicht zustimmen würden. Vielleicht wird über Ihren Kopf hinweg etwas entschieden, das Ihr Leben betrifft. Wenn Sie das befürchten, können Sie sagen:

- »Ich möchte über jede Entscheidung, die meine Gesundheit betrifft, informiert sein und dazu gefragt werden.«
- »Ich befürchte, dass Sie etwas entscheiden, das meine Gesundheit betrifft, und ich nicht dazu befragt werde. Habe ich Grund dazu?«
- »Ich habe Sorge, dass Sie Entscheidungen treffen, ohne mich einzubeziehen. Wie kann ich sicher sein?«

WENN ES GANZ SCHWER WIRD, ...

... stellen Sie sich selbst die Frage, wie viel Offenheit und Wahrheit Sie selbst ertragen können. Es ist von großer Bedeutung für alle Beteiligten, dass Sie sich mitteilen. Sprechen Sie mit Ihnen vertrauten Personen darüber, ob, wie und mit wem Sie sich über Ihre schwere Krankheit und Ihr Sterben austauschen möchten:

- »Ich ahne, dass ich sterben werde. Bitte sprechen Sie mit mir darüber.«
- »Ich habe große Angst vor dem Tod. Ich brauche jemanden, der mir Mut macht.«
- »Ich weiß nicht, wie ich mit dem Gedanken umgehen soll, dass ich sterben könnte. Vielleicht hilft es mir, darüber zu sprechen ...«
- »Ich glaube, dass ich nicht mehr lange leben werde. Darf ich mit dir darüber sprechen?«
- »Ich kann den Tod spüren, und ich habe Angst. Wer ist bereit, mir zuzuhören?«
- »Und was, wenn ich sterbe? Ich traue mich kaum, es anzusprechen ...«
- »Ich denke über das Sterben nach und möchte dir davon erzählen. Ist dir das möglich?«
- »Ich hatte noch so viel vor, was mache ich nun? Bitte hilf mir!«

WAS SIE SEHR ERLEICHTERN WÜRDE, SIND …

… Menschen um Sie herum, die Sie auch dann (er)tragen können, wenn Sie verzweifelt, ungerecht, launisch und widersprüchlich sind und Sie dennoch nicht als Mensch verurteilen. Es würde Sie erleichtern, wenn sie Sie in der Abhängigkeit und Hilflosigkeit abholen können:

– »Ich weiß, ich bin manchmal ungerecht. Danke für deine/Ihre Geduld.«
– »Ich ertrage meine Launen selbst nicht. Ich bitte Sie um Nachsicht.«
– »Manchmal gehen die Gefühle mit mir durch. Bitte nimm es nicht persönlich.«

IHR GRÖSSTER WUNSCH IST, …

… als Mensch gesehen und geachtet zu werden. Dass Sie Menschen begegnen, denen Sie trauen und vertrauen können. Dass Ihre Würde oder die Ihres Angehörigen unter allen Umständen gewahrt wird. Dass auch die gesunden Anteile an und in Ihnen ebenso geachtet und gesehen werden und dass Sie Freude haben können, obwohl Teile Ihres Daseins der Pflege und Hilfe bedürfen:

– »Ich möchte glücklich sein in meinem Leben.«
– »Ich bin zufrieden. Schön, dass das so ist!«
– »Heute Abend möchte ich mich an eine besonders schöne Begebenheit erinnern und damit meinen Tag ausklingen lassen.«
– »Ich bin auf dem richtigen Weg. Das zu wissen hilft mir und gibt mir Kraft, wenn es für mich schwierig wird.«

WAS SIE SEHR GUT KÖNNEN, …

… obwohl Sie nicht mehr alles so wie früher machen können. Jedes eigene Tun und Können sollte von Ihnen gesehen und bewusst erlebt werden. Diese schönen Momente in Ihrem Leben spenden Ihnen Kraft für die schwierigen:

– »Stricken kann ich noch gut! Laufen geht nicht mehr.«
– »Beim Rätsellösen bin ich unschlagbar, obwohl mir die Hände zittern.«
– »In der Nacht kann ich sehr gut schlafen. Nur am am Tag bin ich unruhig.«
– »Gestern ist mir diese Bewegung noch nicht geglückt, heute ging es sehr viel besser. Ich möchte so weitermachen, Schritt für Schritt.«

- »Die linke Hand wird immer geschickter. Seit mir die rechte Hand sehr wehtut, verwende ich die linke viel öfter als früher, das tut ihr gut …«

LOB IST WICHTIG

Wenn Sie auf Ihr Leben blicken, entdecken Sie Zusammenhänge und was Sie und andere erreicht haben. Benennen Sie sie:

- »Vieles in meinem Leben habe ich gut hinbekommen. Auch diese Herausforderung wird mir gelingen!«
- »Meine Eltern/Freunde/Kinder haben mir oft geholfen. Wir gehören zusammen und können uns in wichtigen Entscheidungen aufeinander verlassen. Das ist mir sehr wichtig!«
- »Ich bin sehr dankbar, dass mich so viele Menschen auf meinem schweren Weg begleiten.«
- »Heute kann ich wirklich Wichtiges von nur vordergründig Wichtigem sehr gut unterscheiden. Das hilft mir, mir meine nächsten Schritte klar zu machen. Es hilft mir auch, meine eigenen Entscheidungen stärker zu vertreten. Besonders dann, wenn es schwer wird.«
- »Vieles habe ich schon geschafft, vieles kann ich noch erreichen.«

SICHERHEIT UND ORIENTIERUNG GIBT IHNEN, DASS …

- Sie selbst an den Entscheidungen Ihres Lebens teilhaben.
- Sie einen direkten Ansprechpartner haben.
- Sie oft nachfragen dürfen und können.
- Sie etwas Zeit zum Nachdenken und für Entscheidungen bekommen.
- Ihnen komplizierte Dinge auf einfache und verständliche Weise nahegebracht werden.
- Ihnen wichtige Fristen, Konsequenzen verdeutlicht werden.
- Sie wissen, wen Sie ansprechen können, wenn Sie weitere Hilfe und Informationen brauchen.
- Sie Zeit und Ruhe zum Nachdenken haben, bevor Sie sich entscheiden.
- Sie diese Informationen mit einer Person Ihres Vertrauens teilen und besprechen können.
- Sie wissen, was von Ihnen abhängt und was von anderen Menschen.

WENN DOCH ETWAS SCHIEFGEGANGEN IST, ...

- »… fände ich es gut, wenn alle Beteiligten mit den Dingen oder Vorkommnissen transparent und offen umgehen, sodass Klärungen und Verstehen möglich werden.«
- »… erzählen Sie mir bitte, was schiefgelaufen ist.«
- »… möchte ich wissen, was passiert ist, damit ich es besser verstehen kann.«
- »… fühle ich mich ernst genommen, wenn Sie mir sagen, was das Problem war.«

PAUSEN SIND ERLAUBT

Die Erlaubnis geben Sie sich selbst. Wenn die Ereignisse sich überschlagen, die Informationen zu viel werden und Sie einfach keinen klaren Gedanken mehr fassen können, dann gönnen Sie sich eine Pause, um durchzuatmen und wieder einen klaren Kopf zu bekommen. Wie im normalen Leben auch, sagen Sie es einfach so, wie es ist:

- »Ich brauche eine Pause. Mir geht das alles zu schnell.«
- »Ich gehe zwei Tage zu meiner Tochter, einfach mal durchatmen.«
- »Bitte lassen Sie mir ein paar Tage Zeit. Ich brauche Ruhe und Schlaf.«
- »Ich gönne mir ein bis zwei Tage Pause.«
- »Gibt es die Möglichkeit, ein paar Tage hier rauszukommen?«

HILFE HILFT

Bedenken Sie immer, dass Sie heutzutage nicht allein sind, wenn Sie Pflege in Anspruch nehmen müssen. Viele Menschen um Sie herum sind in einer ähnlichen Situation. Es lohnt sich immer, sich Hilfe zu holen, sich mit Gleichgesinnten auszutauschen, sich fachliche und professionelle Begleitung zu holen. Dort teilen andere ihre Erfahrungen mit Ihnen und ermutigen Sie. Es ist eine Stärke, keine Schwäche, wenn Sie sich helfen lassen.

- »Wo kann ich mich beraten lassen?«
- »Wer kennt das und kann mir Mut machen?«
- »Wo bekomme ich Informationen?«
- »Berät mich auch jemand zu Hause?«
- »Wer hilft mir, wenn ich es allein nicht mehr kann?«

FRAGEN HILFT!

Fragen klären Unsicherheiten. Sie helfen, den eigenen Standpunkt zu finden und dabei, ihn anderen mitzuteilen. Fragen Sie sich und andere, bis Sie sich darüber im Klaren sind, was Ihnen hilft und was nicht.

Drei grundsätzliche Fragen sind bei Veränderungen im Leben zentral. Erst wenn sie beantwortet sind, tritt Zufriedenheit ein:

- »Verstehe ich das, was gerade geschieht? Kann ich es einordnen?«
- »Kann ich damit umgehen?«
- »Kann ich meinem Leben einen Sinn geben?«

Hilfreiche Fragen für Sie selbst können unter anderem sein:

- »Was fehlt mir?«
- »Was regt mich auf?«
- »Was schränkt mich ein?«
- »Wovor habe ich Angst?«
- »Wie entscheidend ist dies für mein Leben?«
- »Was brauche ich, damit es mir besser geht?«
- »Kann ich das allein verändern?«
- »Wozu brauche ich auch andere?«
- »Wer könnte mir helfen?«
- »Was kann ich tun, damit es uns gut gelingt?«
- »Wo kann ich mich selbst einbringen? Wie kann ich mitmachen?«

»DIE WÜRDE DES MENSCHEN IST UNANTASTBAR.«

So steht es im deutschen Grundgesetz. Auch für Gespräche ist ein wertschätzendes und würdevolles Miteinander entscheidend. Es gilt grundsätzlich: Respekt wird nicht verhandelt. Er gebührt Ihnen, und er gebührt allen Personen, mit denen Sie im Gespräch sind – immer.

SIND TABUTHEMEN TABU? WAS IST MIT SEX?

Lust und Erotik sind keine Frage des Alters. Sie bleiben bestehen und wollen gelebt und geachtet werden. Die sexuellen Bedürfnisse, die Sie in Ihrer Generation, in Ihren Wertvorstellungen, in Ihrem Leben gelebt haben, wollen Sie weiterleben. Vielleicht hat sich Ihre Sexualität etwas verändert, aber keinesfalls ist sie nichtig.

Sie wünschen sich Menschen in Ihrem Umfeld:

- mit denen Sie vertrauensvoll darüber sprechen können;
- die Ihnen einen diskreten Raum bewahren;
- die Ihre Bedürfnisse als Frau oder Mann als natürlich anerkennen;
- die vielleicht auch Sie darauf ansprechen, wenn Sie sich nicht trauen.

Sie haben das Recht, zu fragen bzw. zu sagen:

- »Ist es möglich, dass ich in der nächsten Stunde für mich allein sein kann?«
- »Ich möchte mit mir allein sein und bitte um eine Zeit der Ungestörtheit.«
- »Ich bekomme heute Besuch von meinem Mann und bitte um eine Stunde der Zweisamkeit.«
- »Gibt es eine Zeit, in der ich ganz für mich allein sein kann?«

UND WENN SIE SICH VERLIEBEN?

Dann freuen Sie sich bitte »wie Schneewittchen«! Die Liebe klopft ja nicht immer an, sondern purzelt auch mal ins Leben, wenn man am wenigsten damit rechnet. Halten Sie sich die Tür zu den Freuden des Lebens offen und bleiben Sie trotz einer körperlichen Einschränkung im Geist und im Herzen lebendig.

- »Ich bin verliebt, ich bin völlig überrascht!«
- »Ich glaube, ich habe mich verliebt. Das mir das passiert …«
- »Ich schwärme wie ein Teenager. Ich glaube, ich bin verliebt …«

Was sage ich wie?

Je emotionaler eine Gesprächssituation für jemanden ist, umso hilfreicher ist es, wenn man seine gesprochenen Sätze etwas ordnet. Die Klarheit im Gespräch steigt an, Sie sparen Zeit und auch Nerven, denn Sie geben damit auch Ihren Gefühlen einen Rahmen. Hier ein Beispiel aus dem Pflegeleben von Helene Klimmer mit Satz- und Wortbeispielen, die unterschiedliche Wirkungen aufzeigen:

HELENE KLIMMER

Helene Klimmer hatte mit ihrer Hausärztin überlegt, ob es sinnvoll ist, für eine absehbare Zeit in ein Pflegeheim zu gehen. Die Kurzzeitpflege bietet ihr die Möglichkeit, in der momentan eingeschränkten Situation mit gebrochenem Handgelenk Hilfe und Versorgung von Pflegenden in Anspruch zu nehmen. Sobald ihre Mobilität wiederhergestellt ist, kann sie in ihr Zuhause zurück. Alle Beteiligten wären etwas beruhigter, denn die Genesung würde auch fachlich begleitet werden. Helene Klimmer zögert, sieht aber doch die Vorteile für sich und ihre Familie und will auch die Vernunft walten lassen. So lässt sie sich im Gespräch auf diesen Gedanken und diese Vorstellungen ein. Ihre ältere Tochter, Kathrin Klimmer, ist bei einem der Folgegespräche in der Hausarztpraxis dabei. Die Ärztin fragt: »Frau Klimmer, wie weit haben Sie sich denn mit dem Gedanken einer möglichen Kurzzeitpflege angefreundet? Haben Sie schon konkrete Informationen von möglichen Pflegeeinrichtungen?«

HELENE KLIMMERS MÖGLICHE ANTWORTEN	SÄTZE UND WORTE MIT UNTERSCHIEDLICHER WIRKUNG
SO IST ES GUT UND HILFT	
»Ja, ich habe mir Gedanken dazu gemacht und werde morgen im Pflegeheim nachfragen. Ich denke, da bekomme ich Antworten auf meine Fragen. Ich will auch mit meinen beiden Töchtern sprechen. Die Familie ist mir wichtig.«	**Vollständige Sätze** enthalten alle wichtigen Informationen
»Meine Tochter wird morgen im Pflegeheim anrufen. Ich denke, da bekommen wir Antworten auf unsere Fragen. Das wird mir Sicherheit für eine Entscheidung geben.«	**Kurze Sätze** transportieren viel Klarheit und Selbstbestimmtheit
»Ich telefoniere nicht mehr so gern. Meine Tochter wird morgen im Pflegeheim anrufen und mir alles Wichtige berichten. Dann kann ich Ihre Frage beantworten.«	**Ich oder Sie** macht deutlich, wer über wen spricht und wer gemeint ist

»… ja, doch ich habe mir da schon Gedanken zu der Frage gemacht, ob es besser ist, sich erst noch mal im Pflegeheim zu informieren, oder ob ich doch lieber zu Hause bleibe, es will ja schon alles gut überlegt sein, auch wenn Sie mir das raten, fällt mir so eine Entscheidung nicht leicht …«	**Lange Sätze** fordern Konzentration
»… ja, doch ich habe mir da schon Gedanken zu der Frage gemacht, ob es besser ist … wissen Sie, es sagt ja auch jeder etwas anderes, egal mit wem man spricht … ob es besser ist, für eine Zeit in ein Pflegeheim zu gehen oder auch nicht.«	**Eingeschobene Sätze** strengen beim Zuhören an
»… ja, doch ich habe mir da schon Gedanken zu der Frage gemacht … also, es tun sich ja so viele Fragen auf … und ehrlich gesagt, weiß ich gar nicht, wo ich anfangen soll, mich zu informieren … bei den vielen Pflegeheimen.«	**Satzbrüche** verwirren und führen zu Missverständnissen
»… ja, man macht sich da schon Gedanken zu den vielen Fragen. Wir werden wohl erst noch mal in einigen Pflegeheimen nachfragen. Dann kann man ja immer noch überlegen, was man macht.«	**Wir und man** meinen mehrere Personen, alle oder niemanden, und wirken unverbindlich
»… ich oder meine Tochter könnte ja noch mal im Pflegeheim nachfragen. Wir sollten uns schon Gedanken zu den vielen Fragen machen, und man müsste sich in der Familie auch einig sein.«	**Könnte, sollte, müsste** lassen Fragen und Handlungen offen – wird es geschehen?
»… man könnte eigentlich mal im Pflegeheim nachfragen. Vielleicht bekommen wir da eine Antwort auf unsere Fragen. Kann man da eigentlich einfach anrufen? Oder vielleicht ist es besser, mal direkt hinzufahren.«	**Eigentlich, vielleicht und mal** wirken unverbindlich, noch nicht entschieden oder zu Ende gedacht

»… ja, man weiß ja auch nie, ob man im Pflegeheim eine Antwort bekommt. Wir müssten da vielleicht auch noch mal nachfragen. Irgendetwas vergisst man ja immer. Man darf sich nie zu sicher sein.«	**Immer und nie** verallgemeinern die Aussagen, bleiben unverbindlich
»… es weiß ja auch niemand, wo man da mal nachfragen kann. Im Pflegeheim finden wir vielleicht jemanden. Mir konnte da bisher keiner wirklich weiterhelfen.«	**Jemand, niemand und keiner** verwirren, weil niemand weiß, wer von wem spricht

Beim Wort genommen

Wenn Menschen sich begegnen und eine gute Stimmung im Miteinander herrscht, wird im Allgemeinen weniger auf die Wortwahl geachtet. Versteht man etwas nicht, fragt man einfach nach. Interessiert einen etwas nicht, hört man einfach weg. Worte nimmt man nicht so persönlich. Die vorhandene Freundlichkeit und der Respekt lassen einen auch über die eine oder andere befremdliche Bemerkung hinwegsehen.

Diese Bewertungen verändern sich allerdings sehr, wenn Stress, Ängste und Abhängigkeiten im Raum stehen. Dann nämlich hören Menschen ganz genau hin, deuten Worte neu, interpretieren eigene Gedanken und Erwartungen in Gesagtes hinein und sind empfindsamer. In so einem Fall ist es hilfreich, die Wirkung einzelner Worte zu kennen und sensibel mit ihnen umzugehen. Es gibt Worte, die Druck und Tempo im Gespräch spürbar machen, und es gibt natürlich auch Worte, die Ruhe und Achtsamkeit im Austausch miteinander aktivieren. Die folgenden Beispiele veranschaulichen dies:

GEHETZT UND BELASTET	RUHIG UND BEDACHT
»Da müsste ich schnell nachfragen.«	»Ich frage nach und gebe Ihnen direkt Rückmeldung.«
»Haben Sie kurz Zeit für mich?«	»Guten Morgen, ich habe eine Frage.«
»Ich möchte Ihnen nicht die Zeit stehlen.«	»Danke, dass Sie einen Moment Zeit haben.«
»Das ist überhaupt kein Problem.«	»Damit bin ich einverstanden.«
»Muss ich zustimmen?«	»Darf/Kann ich das ablehnen?«
»Muss ich mich mit der Entscheidung beeilen?«	»Wie viel Zeit habe ich für die Entscheidung?«
»Das muss ich mir noch mal überlegen.«	»Das will ich mir noch mal überlegen.«

Haben Sie nun Ihre Anliegen mit Ihrem Gesprächspartner vollständig geklärt, wird es Zeit für die nächste Sprosse der Gesprächsleiter, die langsam das Ende des Austauschs einleitet.

Der Ausklang

Vieles haben Sie bis hierhin miteinander besprochen. Sie haben womöglich unzählige Informationen und Hinweise bekommen und gegeben. Oft ist es hilfreich, Verstandenes kurz zu wiederholen und damit dem Gegenüber zu signalisieren, dass bei Ihnen keine Fragen mehr offen sind.

Manchmal ist es aber auch nicht ganz einfach, sich in einem Gespräch alles Wichtige zu merken. Wenn Sie aufgeregt sind oder waren, Begriffe nicht gleich verstanden haben oder auch die Bedeutung von etwas nicht ganz erfasst haben, dann sprechen Sie dies gegen Ende des Gesprächs an.

BEISPIELSWEISE SO:

»Das waren jetzt sehr viele Informationen. Bitte fassen Sie mir das Wesentliche noch mal kurz zusammen. Vielen Dank.«	»Was ist jetzt das Wichtigste, das ich mir merken muss?«
»Können Sie mir bitte noch mal die drei wichtigsten Punkte sagen?«	»Was konkret habe ich jetzt bis kommende Woche zu tun?«
»Eine letzte Frage habe ich noch …«	»Zur Sicherheit frage ich noch mal nach …«
»Hoffentlich denke ich an alles. Haben Sie ein paar Notizen für mich?«	»Wenn ich jetzt etwas vergesse, wo kann ich denn dann nachfragen?«
»Darf ich Sie anrufen, falls ich etwas vergesse?«	»Kann ich Sie erreichen, wenn ich noch Fragen habe?«

Ja, ja, ja – positives Feedback!

Positive Rückmeldungen tun immer gut, sind ermutigend, bestärken und trösten über so manches Schwere hinweg. Wann immer Sie eine gute Rückmeldung bekommen, freuen Sie sich.

Geben aber auch Sie im Gegenzug positive Rückmeldung, wenn Sie den richtigen Anlass finden. Zum Beispiel so:

- »Vielen Dank für die gute Beratung. Das hilft mir sehr bei der Entscheidung.«
- »Es hat mir gutgetan, dass ich mehrmals nachfragen konnte. Danke für Ihre Geduld.«
- »Herrlich, wie Sie mich immer wieder zum Lachen bringen. Das tut gut.«

- »Ich habe mich hier sehr gut betreut gefühlt. Danke!«
- »Danke, dass Sie mich zwischendurch noch mal informiert haben. Das hat mir beim Warten geholfen.«
- »Wie schön, dass Sie hier so Hand in Hand arbeiten. Das hilft, wenn man so Schmerzen hat.«
- »Danke, Claudia, fürs Zuhören und dass du da bist.«

Und selbst, wenn Ihr Feedback mal nicht so positiv ausfällt, können Sie das Gute benennen und so einen angenehmeren Akzent setzen:

- »Bei all der Warterei und der Ungewissheit hier sind Sie immer freundlich geblieben. Danke!«
- »Die Ärztin hat mir meine Fragen beantwortet, obwohl sie so viel zu tun hatte.«
- »Bei den vielen Patienten haben Sie doch noch an meinen Tee gedacht. Danke!«

Mit so einem positiven Blick auf das Besprochene und Erlebte lässt sich das Gespräch dann schließlich zu einem freundlichen Abschluss bringen.

Die Verabschiedung

Sich zu verabschieden ist eine Geste der Höflichkeit zwischen Menschen. Man bekundet das Ende des Zusammenseins, und zwar unabhängig davon, ob es positiv oder doch eher schwierig war. Man schaut sich noch einmal in die Augen, vielleicht gibt man sich die Hand und sagt einen Gruß, einen Dank, spricht noch einmal den Namen des Menschen aus, mit dem man gerade Persönliches und Bedeutsames besprochen hat.

BEISPIELSWEISE SO:

»Vielen Dank für das Gespräch, Herr Winter.«	»Danke für Ihre Zeit. Das Gespräch hilft mir jetzt weiter. Alles Gute auch für Sie.«
»Auf Wiedersehen. Besten Dank für das Gespräch, Frau Merk.«	»Frau Dr. Klee, vielen Dank für das ausführliche Gespräch.«
»Cornelia, besten Dank für diesen Austausch. Er hilft mir sehr.«	»Jetzt bin ich beruhigter. Vielen Dank, Frau Jost, für Ihre Geduld mit mir. Auf Wiedersehen.«
»Ich wünsche Ihnen noch einen guten Abend, Frau Klausen. Danke schön.«	»Alle meine Fragen sind beantwortet. Herzlichen Dank, Frau Paul, und Ihnen noch einen schönen Tag.«
»Danke für Ihre Beratung. Kommen Sie gut nach Hause. Auf Wiedersehen.«	»Ich begleite Sie noch zur Tür. Vielen Dank und alles Gute, bis nächste Woche.«
»Tschüss, vielen Dank für das Gespräch, Miriam.«	»Gut, dass wir gesprochen haben. Jetzt weiß ich, was zu tun ist. Besten Dank und einen guten Heimweg. Auf Wiedersehen.«
»Ich bedanke mich bei Ihnen für das Gespräch. Auf Wiedersehen, Frau Seidel.«	»Danke für die Informationen und Ihre Hilfe. Alles Gute für Sie.«

Merkhilfe

Struktur und Ordnung in einem Gespräch sind wichtig. Sie helfen, die Emotionen in Bahnen zu lenken und dem Gespräch die gewünschte Richtung zu geben.

– Wenn Ihre Sätze eine Ordnung haben, werden Sie als Sprechende/r als souverän und selbstbewusst wahrgenommen.

– Verdrehte oder abgebrochene Sätze bringen Verwirrung in das Gespräch. Missverständnisse entstehen so leichter.

– Wer spricht von wem? Je eindeutiger Sie sind, umso besser.

– Langsam, verständlich und mit Blickkontakt zu sprechen, symbolisiert Klarheit und Persönlichkeit.

– Schnell, viel und ohne Blickkontakt zu sprechen, wirkt unsicher oder oberflächlich.

– Dem gesamten Gespräch einen roten Faden zu verleihen, gibt Ihnen Sicherheit. Sie können sich gut darauf vorbereiten. Gerade die Klärung birgt viele Emotionen. Doch mit einem guten Ausdruck können Sie Sorgen und Ängste beruhigen. Nach dem Gespräch sollten Sie noch einmal überlegen, ob Sie an alles für Sie Wichtige gedacht haben.

KAPITEL 4

Wie führen pflegebedürftige Menschen gute Gespräche?

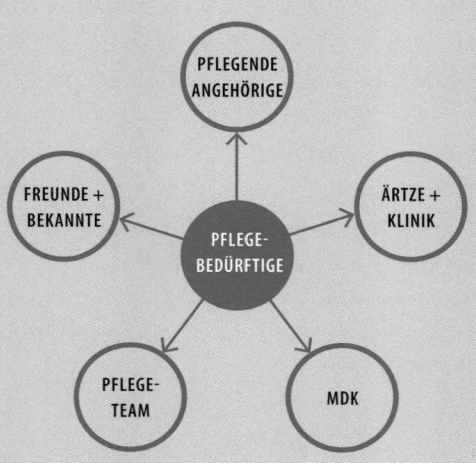

Kommunikation für Pflegebedürftige

Wenn ein Mensch der Pflege bedarf, rücken unterschiedlichste Themen in den Fokus, denn vieles muss bedacht werden:

- – Diagnosen, Medikamente und Therapien
- – Unterstützung im täglichen Leben, Pflege des Körpers, Versorgung und Organisation des häuslichen Umfelds
- – Beratung, Betreuung und Hilfeleistung
- – Behörden, gesetzliche Regelungen, Anträge, Kosten und Hilfsmittel
- – Angehörige, emotionale Begleitung und Fürsorge

Ein anspruchsvoller Kreis von Menschen, Organisationen, Fachbereichen und Beratungsstellen webt nun ein gemeinsames Netz der Pflege, der Fürsorge und der Hilfeleistung. Je besser das Zusammenspiel dieser Kompetenzen ist, umso eher wird eine gute Pflege gesichert. Je rascher dies geschieht, desto angenehmer und leichter wird diese Zeit für die Pflegebedürftigen und auch für deren Angehörige.

Kommunikation schafft durch das Sprechen miteinander, das Schreiben und das Zuhören die Möglichkeit, Brücken zwischen diesen Welten zu bauen. Um einander zu verstehen und zu erreichen, sollte man wissen, welche Welt welche Sprache spricht. Manchmal weichen die Gesprächsgewohnheiten voneinander ab, sodass ein/e Übersetzer/in durchaus hilfreich ist. Diese Aufgabe übernehme ich in diesem Buch für Sie und wandere mit Ihnen durch die unterschiedlichen Pflege-Welten. Grundsätzlich gelten die folgenden Fragen: Welche Kommunikation ist wo jeweils gut und wichtig? Welche Gedanken kreisen in den Köpfen der Menschen? Im Mittelpunkt allen Geschehens steht dabei immer der Mensch, der Pflege braucht. Deshalb führe ich Sie zuerst in die Bedeutungs- und Erlebniswelt von pflegebedürftigen Menschen.

Die Welt des pflegebedürftigen Menschen

Als hilfs- und pflegebedürftiger Mensch erleben Sie sehr persönliche Veränderungen in Ihrer Selbstbestimmtheit und Ihrer Privatsphäre. Je nach Pflegebedürftigkeit sind Sie aufgefordert, Ihre aktive Lebensrolle, in Teilen oder vollständig in andere Hände zu geben. Wie Sie die Welt wahrnehmen und erleben, je nach Grad Ihrer Einschränkung, kann von anderen jedoch nicht immer erfragt werden. Dennoch sind und bleiben Sie die Person, der Mensch, der Sie sind. Sie haben Ihr bisheriges Leben gestaltet und gelebt und sollten dies auch als Pflegebedürftige/r in Ihren Möglichkeiten tun. Sie verfügen weiterhin über Ihre eigene Persönlichkeit, Ihre erlernte Lebensgrundeinstellung und Ihre gelebten Werte.

Von innen wie von außen betrachtet sind Sie – was bestimmte Möglichkeiten Ihres Lebens betrifft – eingeschränkt in Ihrem Tun. Möglicherweise stoßen Sie an körperliche Grenzen. Suchen und finden Sie einen Ausgleich für diese Einschränkung in anderen Bereichen. Achten Sie darauf, was Ihnen weiterhilft, und fördern Sie, wann immer es geht, die Entwicklungen, die Ihnen möglich sind. Sind Sie geistig und emotional wach und gesund, bleiben Sie in Gesprächen, Begegnungen und Beziehungen aktiv. Ihr Leben findet vor allem über Kommunikation statt. Im Dialog, in der Begegnung lebt jeder Mensch auf. Das ist eine gute Nachricht! Nutzen Sie diese Möglichkeit, wann immer es geht, und fordern Sie Gespräche auch ein.

Falls Ihnen ein Gespräch einmal nicht gelingt, bleiben Sie mutig und starten Sie möglichst unbelastet einen weiteren Versuch. Es hilft immer, miteinander im Gespräch zu bleiben. Fährt sich die Diskussion fest, entsteht ein hoffnungsloses Gegeneinander, das Ihnen nicht weiterhilft. Zu jedem Gespräch gehören auch schwierige Momente, die Sie im Leben nie ausschließen können. Wenn Ihre Meinung und die Meinung Ihres Gegenübers weit auseinanderliegen, ist das für beide Seiten schwierig. Auch wenn Sie sich manches Mal schlecht informiert und in Ihrer Position eingeengt fühlen, helfen Ihnen Worte weiter, die Situation zu Ihren Gunsten zu gestalten. Bleiben Sie dran! Können Sie einmal kein einfaches »Ja« oder kein entschiedenes

»Nein« geben, überbrückt Ihre Antwort »Ich brauche mehr Zeit und Informationen« im Gespräch schwierige Punkte und gibt allen Beteiligten Raum, ihre Argumente neu in Worte zu fassen.

HELENE KLIMMER

Helene Klimmers Arm heilt langsam. Sie hat jedoch beachtliche Schmerzen und kann ihn nicht gut bewegen. Zudem hat sie Angst vor einem erneuten Sturz. Ein ambulanter Pflegedienst steht ihr nun zweimal täglich zur Seite. Sie bekommt Hilfe bei der morgendlichen Körperpflege und auch am Abend, beim An- und Auskleiden, geht ihr eine Pflegerin zur Hand. Ihre Mahlzeiten bekommt sie ebenfalls gebracht, sodass sie gut umsorgt ist. Trotz der Schmerzen und der erheblichen Hilfsbedürftigkeit genießt Helene Klimmer etwas, das sie in den vergangenen Monaten vermisst hat, denn sie war immer eine gesellige Frau. Mehrfach täglich kommen nun Menschen zu ihr nach Hause. Sie reden mit ihr, bringen Geschichten von draußen und aus dem Leben mit. Zwei Pflegerinnen sind ihr besonders sympathisch. Sie scherzen und bringen Helene Klimmer zum Lachen. Ganz nebenbei wird verstärkt darauf geachtet, dass sie ihre Medikamente richtig und regelmäßig nimmt. Dies ist ein zusätzlicher Vorteil für die Genesung und den Aufbau der so wichtigen Beweglichkeit. Die Begegnungen, die Gespräche – wenn auch auf Zeit – bringen Menschlichkeit und persönliche Wertschätzung und bewahren Helene Klimmer eine gehörige Portion Leben.

MERLE MELLER

Merle Meller ist inzwischen zurück zu ihren Eltern gezogen. Sie kämpft! Körperlich ist sie stark eingeschränkt. Muskulatur und Gelenke sind durch die langen Liegezeiten und die Lähmung zusätzlich beeinträchtigt. Sie braucht starke Medikamente, und die Therapien müssen viel leisten. Zudem hat sie ehrgeizige Ziele. Sie will wieder mobil werden und muss dafür täglich an sich arbeiten, die Zähne zusammenbeißen, die Schmerzen kompensieren und den Willen stärken. Was ihr hilft, sind ihre Heimat, lange Gespräche mit ihren Eltern und vor allem der Austausch mit ihrer Schwester Andrea. Sie macht Mut und bringt Normalität in Merle Mellers Leben. Andrea hat Liebeskummer. Sie vertraut ihn ihrer großen Schwester an, und Merle tröstet nun sie. Es fühlt sich für Merle Meller manchmal fast wie ein normales Leben an – und das tut gut. Die Begegnungen, der Austausch, die Blicke und Berührungen, ob mit Händen oder Worten, bleiben trotz körperlicher Einschränkung präsent und verfügbar.

Kommunikation schafft Verbundenheit und Gemeinschaftsgefühl. Und so wie Helene Klimmer und Merle Meller geht es vielen Menschen. Gefühle sind immer wieder wichtige Stimmungsbarometer. Sie entstehen aus Erwartungen und sind mit diesen verbunden. Manchmal ist es Sehnsucht, manchmal Furcht, dann wieder Dankbarkeit und Zuversicht. Meist werden Emotionen durch ein persönliches Bild, eine Erinnerung, eine Sorge oder einen inneren Beweggrund ausgelöst. Wichtig ist, dass Sie wissen, dass Sie sich für kein einziges Gefühl schämen sollten. Dass Sie fühlen, ist menschlich!

IHRE GEFÜHLE	IHRE ERWARTUNGEN
Manchmal fürchten Sie sich.	Sie hoffen auf Hilfe, die Ihnen die Angst nimmt. Sie brauchen Informationen, damit Sie verstehen können, was gerade mit Ihnen passiert und was das für Sie und Ihr Leben bedeutet. Es würde Ihnen Sicherheit und Orientierung in Ihrem neuen Dasein geben. Sie haben große Angst, dass Sie als Mensch in dem großen Versorgungssystem zu wenig gesehen und geachtet werde. Deshalb sind Menschen für Sie wichtig, die sich Ihren Namen und Ihre Geschichte merken können und auch ein persönliches Wort für Sie haben, selbst wenn die Situation oder die Sachlage belastend ist.
Manchmal haben Sie Sehnsucht.	Sie sehnen sich nach Selbstbestimmtheit, Diskretion und Privatsphäre. Sie sehnen sich nach Zeit, um sich an die neuen Umstände gewöhnen zu können. Ihr Geist und Ihre Seele kommen schwer mit, es geht alles sehr schnell. Daher haben Sie Sehnsucht danach, dass andere Geduld mit Ihnen und Ihren vielen Fragen haben. Sie sehnen sich nach einem Leben, wie Sie es leben wollen. Es hilft Ihnen, wenn Sie gesehen, miteinbezogen und gefragt werden, wie Ihre Wünsche und Vorstellungen aussehen – selbst dann, wenn sie nicht realistisch sind.
Manchmal sind Sie zuversichtlich.	Sie haben schon so viel geschafft, Sie sind auf dem richtigen Weg und fühlen sich gut betreut und beraten. Besonders hilft Ihnen der Zuspruch von Menschen, die an Sie glauben, wenn Sie an sich zweifeln. Sie freuen sich an den kleinen Entwicklungen und Schritten und sehen auch das, was an Ihnen gesund ist, und das, was Sie können.
Manchmal sind Sie dankbar.	Sie freuen sich, dass Sie etwas für sich Wichtiges erreicht haben. Die Hilfe tut Ihnen gut. Die Menschen, die Ihnen medizinisch, pflegerisch und therapeutisch zur Seite stehen, ermutigen Sie. Dafür sind Sie sehr dankbar. Wenn jemand Sie begleitet, beraten und gepflegt hat und Sie dabei manchmal ungeduldig oder etwas unfreundlich waren, würde es Sie sehr beruhigen, wenn er/sie es nicht persönlich genommen hat.

Worum geht es in den Gesprächen?

Die Inhalte Ihrer Gespräche werden sich sicherlich unterscheiden, je nach Thema und Gesprächspartner. Im Wesentlichen kreisen die Inhalte aber immer um Ihre Person, Ihr Wohlbefinden, Ihre Bedürfnisse und deren Organisation und Finanzierung. Man wird mit Ihnen über viele Fragen sprechen, die auf Seite 20 bereits angesprochen wurden.

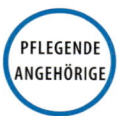

Im Gespräch mit (pflegenden) Angehörigen

Hier finden sich nun die möglichen persönlichen Gespräche innerhalb Ihrer Familie. Sie sind geprägt vom gemeinsamen Leben und Erleben, von Vertrauen und dem Wissen umeinander. Emotionen sind erlaubt, gewünscht und kommen vorrangig zum Ausdruck. Im Austausch überwiegen daher der Seelenaspekt, die Würde, die gelebten Werte und die leise Bitte nach Diskretion, Schutz und Intimität. In den folgenden Gesprächsskizzen finden Sie Beispiele, wie Sie als pflegebedürftiger Mensch für sich einstehen können. Ich zeige Ihnen, wie Sie Gedanken, die Sie bewegen, sprachlich zum Ausdruck bringen können. Mal stehen körperliche, mal geistige und mal seelische Bedürfnisse im Vordergrund. Verschiedene Orte spielen dabei eine Rolle.

Nachgedacht – und gesagt

Der Pflegedienst
Helene Klimmer spricht mit ihrer Tochter, Kathrin Klimmer, über ihre Bedürfnisse im Umgang mit dem ambulanten Pflegedienst und einer fremdsprachigen Pflegerin.

Vorbereitung: Helene Klimmer ist es peinlich, mit einer ihr fremden Pflegeperson in ihrer Wohnung über sich zu sprechen. Sie wünscht sich, dass ihre Tochter das anstehende Gespräch mit dem Pflegedienst übernimmt.

Wichtige Punkte:
- Die morgendliche Körperpflege, der Toilettengang, die Kleidung
- Die Medikamente vorbereiten
- Eine kleine Thermoskanne
- Die fremdsprachige Pflegerin

Einstieg: »Guten Morgen, Kathrin. Die Dame vom Pflegedienst hat nachgefragt, ob ich noch etwas brauche und ob ich zufrieden bin. Ich bitte dich bei der Rückmeldung um Unterstützung.«

Klärung 1: »Ich brauche Hilfe beim Waschen und Anziehen. Das ist für mich generell in Ordnung. Aber zur Toilette möchte ich allein gehen. Und ich entscheide selbst, was ich anziehen möchte. Kannst du das bitte für mich klären?«

Klärung 2: »Ich habe der Pflegerin gesagt, dass ich meine Medikamente selbst sortiere. Aber mit dem neuen Herzmedikament komme ich durcheinander. Die Tabletten sehen so ähnlich aus. Bitte frage sie, ob sie mir nun doch helfen kann, die richtige Dosis in der richtigen Reihenfolge vorzubereiten.«

Klärung 3: »Mein Frühstückskaffee wird zu schnell kalt. Ich kann die große Kanne nicht hochheben und deshalb schenkt mir die Pflegerin ihn schon ein. Bitte besorge mir eine kleinere Thermoskanne mit einfacher Öffnung, die ich noch selbst halten kann.«

Klärung 4: »Eine der Pflegerinnen spricht nur wenig Deutsch, sie ist Kroatin. Kennst du jemanden, der Kroatisch spricht? Mir wäre recht, wenn am Morgen bei der Pflege jemand dabei ist und ihr alles übersetzt, was mir wichtig ist. Die Sprachbarriere ist für uns beide unangenehm und führt zu Missverständnissen.«

Ausklang: »Ich bin froh, dass ich diese Dinge mit dir besprechen kann und du sie für mich weitergibst. Bitte berichte mir, wie die Gespräche mit der Pflegeleitung gelaufen sind.«

Verabschiedung: »Danke, dass du das für mich organisierst, Kathrin.«

Die Untersuchung

Helene Klimmer bespricht sich mit ihrer Tochter, Kathrin Klimmer, da die Hausärztin zu einer Herzuntersuchung geraten hat.

Vorbereitung: Helene Klimmer schaut mit Sorge auf eine ihr angeratene Herzuntersuchung und bittet ihre Tochter, sie zur Hausärztin zu begleiten und sie im Gespräch zu unterstützen.

Wichtige Punkte:
- Muss die Untersuchung wirklich sein?
- Wie kann sie mehr Sicherheit gewinnen?
- Wer begleitet sie?

Einstieg: »Hallo Kathrin, danke für deine Zeit. Das Gespräch mit Frau Dr. Paul ist mir sehr wichtig, denn die Untersuchung macht mir Angst.«

Klärung: »Frau Dr. Paul hat mir dazu geraten, mein Herz in der Klinik noch mal untersuchen zu lassen, weil mir so oft schwindelig ist. Ich muss dafür in die Klinik, aber ich habe nicht alles verstanden, was sie mir gesagt hat. Bitte frage sie Folgendes: Warum ist die Untersuchung so wichtig? Muss sie wirklich sein? Wenn ja, ob du mich begleiten kannst und wie lange das dauert. Und ich möchte wissen, ob ich vor der Untersuchung etwas beachten muss, ob ich etwas essen darf. Und ganz wichtig ist mir, ob ich am gleichen Tag wieder nach Hause kann. Ich möchte das Gefühl haben, dass ich alles richtig verstanden habe und dann sagen kann: Ja, ich lasse das machen oder nicht.«

Ausklang: »Wenn wir in der Praxis sind, sprich bitte du. Wenn ich eine Frage habe oder etwas gar nicht verstehe, mache ich mich bemerkbar. Wir reden danach, und du erzählst mir alles in Ruhe noch mal.«

Verabschiedung: »Danke, Kathrin, für deine Unterstützung. Ich bin beruhigter und zuversichtlicher, was die Untersuchung angeht.«

Der Medizinische Dienst

Walter Schwarz spricht mit seinen Töchtern über den bevorstehenden Besuch des Medizinischen Dienstes.

Vorbereitung: Sein Hausarzt hat ihm angeraten, sich vom Medizinischen Dienst begutachten zu lassen.

Wichtige Punkte:
– Steht ihm eine Pflegestufe zu?
– Ist er gut vorbereitet?
– Walter Schwarz wünscht sich Unterstützung von den Töchtern bei den Vorbereitungen und im Gespräch.

Einstieg: »Es kommt jemand von der Krankenkasse. Ich bitte euch, dass ihr bei dem Gespräch dabei seid.«

Klärung: »Ich kann mir nicht mehr alles merken. Wenn viel gesprochen wird, fällt es mir schwer, mich zu konzentrieren. Vielleicht vergesse ich auch manches oder mir fallen die Worte nicht schnell genug ein. Bitte helft mir bei den Vorbereitungen und sprecht für mich in dem Gespräch. Was ich auf jeden Fall noch gut kann, ist alles, was mit dem Essen zusammenhängt. Ich habe Appetit, vergesse aber zu trinken. Große Tassen kann ich nicht mehr halten, der rechte Arm will nicht mehr. Wenn ich mich wasche, macht mir das Probleme. Am liebsten dusche ich, das kann ich aber nicht allein, und auch mit dem Abtrocknen und Anziehen habe ich Probleme. Beim Rasieren machen mir die Augen zu schaffen. Ich sehe es nicht mehr richtig.«

Ausklang: »Bitte bezieht mich im Gespräch ein. Es geht um mich.«

Verabschiedung: »Danke! Ich bin froh, dass ihr dabei seid.«

Merkhilfe

> Besprechen Sie mit Menschen Ihres Vertrauens, wie diese Ihre Fähigkeiten in Gesprächen einschätzen. So können Sie das bevorstehende Gespräch, beispielsweise mit dem Arzt, dem Medizinischen Dienst oder den Pflegekräften, gemeinsam überdenken. Notieren Sie, welche Stärken und Schwächen genannt werden. Gerade vor wichtigen Folgegesprächen können gemeinsames Überlegen und Einschätzen Ihre Chancen verbessern. Folgende Formulierungshilfen machen es Ihnen leichter:

- »Was schätzt du an meinen Äußerungen?«

- »Welche meiner Äußerungen sind missverständlich?«

- »Welchen Rat möchtest du mir geben?«

- »Was wäre eine alternative Formulierung? Darf ich mir diese kurz notieren?«

- »Bitte mach im Gespräch ein bestimmtes Handzeichen, falls deiner Meinung nach etwas nicht stimmig sein sollte. Bitte besprich diese Situation danach mit mir und schildere mir deine Einschätzung.«

Die Mahlzeiten

Anna Kalwitz spricht mit ihrem Ehemann, Markus Kalwitz, über eine kritische Anmerkung zu den Mahlzeiten in der Kurzzeitpflege.

Vorbereitung: Anna Kalwitz ist durch eine leichte Lähmung des rechten Armes auf Hilfe bei den Mahlzeiten angewiesen.

Wichtige Punkte:
- Mundgerechte Vorbereitung
- Selbstständig essen
- Warme Mahlzeiten

Einstieg: »Markus, ich bitte dich darum, mit den Servicedamen in meiner Kurzzeitpflege zu sprechen. Ich glaube, dass du meine Kritik besser übermitteln kannst.«

Klärung: »Wie du weißt, muss mir jemand die Mahlzeiten mundgerecht vorbereiten, damit ich selbstständig essen kann. Das ist jetzt mehrere Tage nicht geschehen. Ich musste erst darum bitten und dann natürlich etwas warten. Insbesondere am Mittag ist mein Essen dann nicht mehr warm. Ich bin froh, wenn du das ansprichst und klärst.«

Ausklang: »Du hilfst mir zu Hause immer beim Essen, Markus, deshalb bin ich es so gewohnt und vermisse es.«

Verabschiedung: »Ich fühle mich hier sonst gut betreut. Danke für deine Unterstützung, Markus.«

Nach einer Operation

Merle Meller spricht mit ihren Eltern über ihre bevorstehende Operation und die ersten Tage danach.

Vorbereitung: Sie möchte ihre Eltern bitten, in den ersten Tagen nach der Operation auf ein paar Dinge zu achten, die ihr persönlich wichtig sind.

Wichtige Punkte:
- Eine diskrete und geschützte Atmosphäre
- Beruhigung durch ein Familienfoto
- Getränkewunsch

Einstieg: »Danke, Mama und Papa, dass ich mit euch so offen reden kann.«

Klärung: »Es geht um die bevorstehende Operation und um die ersten Tage danach. Ich werde wieder sehr auf Hilfe angewiesen sein und bitte euch um ein paar persönliche Dinge. Bitte achtet für mich darauf, dass die Zimmertür geschlossen ist, wenn ich gewaschen, gebettet oder umgezogen werde. Stellt mir bitte das Familienfoto immer so hin, dass ich es gut sehen kann. Es tröstet mich. Wenn ich wieder trinken darf, mag ich am liebsten ungesüßten Tee.«

Ausklang: »Danke, dass ihr zu mir haltet. Es sind kleine Dinge, um die ich euch bitte, aber wenn man da so liegt, sind sie sehr wertvoll.«

Verabschiedung: Einmal fest drücken und umarmen. »Danke, Mama, und danke, Papa!«

Besondere Momente – besondere Begegnungen

Die folgenden Gesprächsszenen sind Situationen, in denen man sehr vertraut miteinander sprechen will. Jeder Mensch wird sie sehr persönlich gestalten, denn es sind sehr wertvolle und meist auch einmalige Momente. Vorüberlegungen und Gedanken dazu ziehen sich oft über Wochen, manchmal über Monate. Es ist ein leiser innerer Dialog, der in dieser Zeit in einem vor sich geht. Ist die Zeit reif und die Entscheidung zum offenen Austausch gefallen, kommt wohltuende Klarheit und ein Gefühl von Befreiung auf.

Die folgenden Beispiele zeigen, wie Sie mit einem Ihnen nahestehenden Angehörigen über ein paar sehr persönliche Gedanken und
Wünsche sprechen könnten.

Treue

Einstieg: »Es gibt Menschen in meinem Leben, die mir sehr am Herzen liegen.«

Klärung: »Ich möchte, dass du um diese Menschen weißt. Du sollst
wissen, dass ich mich freue und dass es mir guttut, wenn ich ihnen
begegne – persönlich, telefonisch, mit einem Bild oder mit einem geschriebenen Gruß. Das sind: … (hier folgen Namen von Menschen,
die Ihnen innerlich verbunden sind; das können Menschen aus Ihrer
Familie, Ihrem Freundeskreis, alte Bekannte oder Nachbarinnen sein).«

Schutz

Einstieg: »Bitte schütze mich, wenn jemand grob mit mir umgeht
und du es mitbekommst. Ganz gleich, ob jemand mich grob anfasst,
rücksichtslos ist oder unhöflich mit mir spricht.«

Klärung: »Sprich die Menschen direkt an:
- wenn ich wenig bekleidet bin und die Tür offen steht;
- wenn sie auf dem Flur laut über mich oder mein Befinden sprechen;
- wenn sie sich in meiner Gegenwart über andere Patienten und
Patientinnen oder Kolleginnen und Kollegen negativ äußern;
- wenn ich gegen meine Entscheidung in ein Krankenhaus soll.«

Respekt

Einstieg: »Wenn du das Gefühl hast, dass ich von Pflegenden oder
Ärzten nicht als Mensch gesehen werde, sei bitte meine Vertreterin
für Respekt und Menschlichkeit.«

Klärung: »Wenn sich jemand nicht vorstellt, frag bitte nach, wer bei
mir ist (wenn ich es selbst nicht mehr kann). Wenn jemand über meine Krankheit spricht und mich dabei nicht beachtet, grüßt oder sich
mir zuwendet, mache die Menschen bitte darauf aufmerksam. Sag
ihnen, wie wichtig das für mich ist. Danke!«

Erlaubnis

Einstieg: »Mir ist wichtig, dass es auch dir gut geht!«

Klärung: »Wenn du für mich da bist, mich pflegst oder meine Pflege begleitest, möchte ich, dass du etwas Wichtiges weißt: Ich freue mich, dass du für mich da bist, aber du sollst dich nicht erschöpfen. Wenn du das Gefühl hast, dass meine Pflege über deine Kräfte geht, gleich aus welchem Grund, bitte ich dich, dir Hilfe zu holen und dir und deiner Familie Pausen für das eigene Leben zu gönnen. Sorge auch für dich, das macht mich froh. Danke!«

Versöhnung

Einstieg: »Es gibt etwas, das ich dir sagen will.«

Klärung: »Du sollst wissen, dass du mir am Herzen liegst. Nichts soll zwischen uns unausgesprochen bleiben, damit wir Frieden miteinander und mit dem eigenen Leben schließen. Mit etwas Abstand habe ich eine ganz andere Sicht auf die Ereignisse:

– von vor fünf Jahren;
– mit deiner Lebensgefährtin;
– um den Streit im Urlaub;
– während der Krankheit deiner Großmutter;
– um den Unfall vor acht Jahren.

Ich bin heute versöhnt damit. Nichts trage ich nach.«

Ausklang: »Ich danke dir für dein Vertrauen, und ich danke dir für diesen Moment. Jetzt ist mir leichter, und ich hoffe, dir auch. Ganz gleich, was mit mir ist, habe Freude und lebe dein Leben. Es ist ein Geschenk. Danke für deine Zuneigung und alle Hilfe für mich.«

Verabschiedung: Still, warm und persönlich.

Würde

Vorbereitung: Am liebsten ist Ihnen, dass man von Ihnen spricht und nicht über Sie. Was Sie gern hören würden, ist:

– Ihr Name,
– das, was Ihnen Freude bereitet hat,
– Ihre Gesundheit, das Lebendige in und an Ihnen.

Einstieg: »Es gibt etwas, das ich mir wünsche, wenn jemand irgendwann, irgendwo von mir spricht.«

Klärung: »Ganz gleich, ob ich anwesend bin oder nicht. Ganz gleich, ob ich noch antworten kann oder nicht. Bitte nennt mich bei meinem Namen. Sprecht nicht über mich wie über eine Krankheit. Sprecht auch von dem, was gut gelungen ist, was mir Freude gemacht hat, wie dankbar ich für vieles war und auch jetzt bin. Bitte klagt nicht. Benennt das Schwere und dann das Leichte. Lass nicht zu, dass jemand in meiner Abwesenheit nur von dem spricht, was nicht mehr geht oder was ich nicht mehr schaffen kann. Schaut freundlich auf mich und sprecht freundlich von mir, soweit möglich. Danke!«

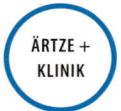

Im Gespräch in Arztpraxis und Klinik

In der Arztpraxis und in Kliniken stehen medizinische und therapeutische Themen im Vordergrund. So gestalten sich Gespräche, die Ärzte und Ärztinnen sowie therapeutische und pflegende Ansprechpartner mit Ihnen führen, eher sachlich, konkret und informativ. Das Menschliche rückt gefühlt und auch tatsächlich etwas in den Hintergrund. Zeit spielt eine große Rolle und natürlich die Fülle der Kompetenzen, die dort für Sie gebündelt werden. Ansprechpartner wechseln; es kommt zuweilen zu widersprüchlichen Aussagen und zu vielen kurzen Gesprächsmomenten. Wenn Ihnen für Ihre Sicherheit, Ihre Orientierung oder für Ihr Vertrauen in die fachliche Begleitung etwas wichtig ist, sprechen Sie diese Dinge an. So stehen Sie für sich selbst ein und tragen zu einer wohltuend klaren und respektvollen Begegnungskultur bei.

Die nachfolgenden Gesprächsbeispiele liefern Ihnen dafür Anregungen und Hilfestellungen.

Wahrgenommen und angesprochen

Die Fachbegriffe

Sie sind in Ihrer hausärztlichen Praxis und verstehen Fachbegriffe und auch andere Gesprächsinhalte nicht.

Vorbereitung: Bereits mehrfach haben Sie im Gespräch mit Ihrem Hausarzt nicht alles genau verstanden und waren zu Hause dann verunsichert. Sie möchten das ansprechen bzw. nachfragen.

Wichtige Punkte:
- Haben Sie alles Wichtige gehört?
- Verstehen Sie die Fachbegriffe?
- Was ändert sich für Sie?

Einstieg: »Herr Dr. Dreiling, bevor Sie beginnen, möchte ich eine Bitte äußern.«

Klärung: »Wenn ich hier bin, bin ich etwas aufgeregt und verstehe nur die Hälfte. Zu Hause mache ich mir dann zu viele Gedanken und Sorgen. Bitte übersetzen Sie mir die Fremdworte. Ich verstehe nicht, was sie für mich bedeuten. Ich bin dann unsicher, ob ich alles Wichtige gehört und verstanden habe und ob sich für mich etwas ändert.«

Ausklang: »Wenn Sie mir zum Schluss das, was für mich zu tun oder zu beachten ist, zusammenfassen, hilft mir das sehr.«

Verabschiedung: »Besten Dank für Ihre Rücksichtnahme. Auf Wiedersehen.«

Merkhilfe

> In der Welt der Pflege gibt es eine Vielzahl von fremden Begriffen und Fachwörtern. Medizin-, Pflege- und Behördensprache sind eigene Fachsprachen und werden darüber hinaus auch noch häufig verwirrend verwendet. Fragen Sie deshalb zur Sicherheit gleich nach und machen Sie sich Notizen, so werden Ihnen manche Begriffe vertrauter. Wenn Sie verstehen, was gesagt wird, können Sie mitreden. Also, einfach nachfragen.

Zum Beispiel so:

- »Das klingt kompliziert. Was bedeutet dieses Wort?«
- »Ist das ein Medikament?«
- »Das Fremdwort kenne ich nicht. Was bedeutet es?«
- »Was bedeutet ›chronisch‹?«
- »Bitte, was ist ein ›EKG‹?«
- »Bitte warten Sie einen Moment. Ich möchte mir dieses Wort aufschreiben. Wie schreibt es sich?«
- »Das ist ein langes Wort. Ich verstehe es nicht. Ist es möglich, dass Sie es mir aufschreiben? Dann kann ich es mir in Ruhe noch mal ansehen. Vielen Dank.«
- »Der Begriff ist mir neu. Bitte erklären Sie mir das noch genauer.«

Widersprüche

Merle Meller ist in der Facharztpraxis zu einer Untersuchung und bekommt durch mehrere Ansprechpartner widersprüchliche Aussagen zu dem weiteren therapeutischen Vorgehen.

Vorbereitung: Sie braucht Klarheit für die nächsten Schritte und Entscheidungen und spricht dies im abschließenden Arztgespräch an.
Wichtige Punkte:
- Welche Aussage ist gültig?
- Welche Planung wird von ihr oder ihren Eltern gefordert?
- Ihr Vertrauen in die Therapie und in die behandelnden Ärzte

Einstieg: »Frau Dr. Gleritz, ich habe unterschiedliche Aussagen zum weiteren Vorgehen bekommen.«
Klärung: »Was ist aus Ihrer Sicht konkret für mich zu tun und was muss ich dabei beachten? Ich brauche das Vertrauen, um mich zu entscheiden, und ich brauche Sicherheit, dass alle Beteiligten die gleichen Informationen haben.«

Ausklang: »Danke für die Erklärung. Meine Eltern unterstützen die Organisation und Planung. Die Klarheit tut gut.«

Verabschiedung: »Auf Wiedersehen, Frau Dr. Gleritz.«

Merkhilfe

Fragen Sie direkt nach, wenn Sie Zweifel an den getroffenen Absprachen haben oder sich Umstände ergeben, die Termine für Sie dringlicher machen. Für Sie ist dieser Schritt wichtig: Formulieren Sie Ihr verändertes Anliegen klar und freundlich. Falls Ihr Wunsch nicht berücksichtigt werden kann, bestehen Sie auf einer Alternative und notieren Sie sich, welche alternativen Wege oder Möglichkeiten genannt werden. Besprechen und rückversichern Sie sich auch bei Ihnen vertrauten Ärzten oder Ärztinnen. Das gibt Ihnen Sicherheit. Folgende Formulierungshilfen machen es Ihnen leichter:

- »Meine Situation hat sich verschlechtert. Mein Arzt/Meine Ärztin rät mir zu einer sehr baldigen Untersuchung. Bitte finden Sie einen früheren Termin für mich.«

- »Und wenn dieser Termin nicht früh genug ist, an wen kann ich mich dann wenden?«

- »Würden Sie mir bitte den Namen des verantwortlichen Menschen nennen, damit ich direkt nachfragen kann? Darf ich Sie auch um Ihre Telefonnummer bitten?«

- »Was, sagten Sie, sind meine Alternativen?«

- »Wie sollen wir verbleiben?«

- »Mit wem kann ich zusätzlich sprechen, der in meinem Fall ein/e kompetente/r Ansprechpartner/in für mich ist?«

- »Falls ich noch mehr Fragen habe, welche Möglichkeiten bestehen, mich weiter beraten zu lassen?«

- »Was raten Sie mir, wenn mir Zweifel kommen?«

Der neue Arzt

Helene Klimmer ist in einer Gemeinschaftspraxis und kennt den behandelnden Arzt noch nicht.

Vorbereitung: Sie will Vertrauen in den behandelnden Arzt haben und fragt nach.

Wichtige Punkte:
- Mit wem spricht sie?
- Sich auf Inhalte konzentrieren können
- Nachfragen
- Vertrauen fassen

Einstieg: »Guten Morgen, ich bin Helene Klimmer. Ich kenne Sie noch nicht. Darf ich Sie nach Ihrem Namen fragen?«

Klärung: »Es fällt mir leichter, mich auf die Inhalte zu konzentrieren, wenn ich weiß, mit wem ich spreche. Darf ich nachfragen, wenn ich etwas nicht verstehe?«

Ausklang: »Das Vertrauen in meinen behandelnden Arzt ist für mich sehr wichtig. Das bestärkt mich, etwas für meine Gesundheit zu tun.«

Verabschiedung: »Vielen Dank, Herr Dr. Sieben. Auf Wiedersehen.«

Angst

Helene Klimmer ist im Krankenhaus und macht sich viele Sorgen. Sie hat zunehmend Angst.

Vorbereitung: Sie ist sehr angespannt und möchte sich beruhigen. Sie spricht eine Pflegerin an.

Wichtige Punkte:
- Sich von der Angst nicht so einnehmen lassen
- Zuversicht entwickeln
- Selbst etwas tun können

Einstieg: »Schwester Karin, mir gehen so viele Gedanken durch den Kopf, die mir Sorgen machen. Darf ich Ihnen ein paar Fragen stellen?«

Klärung: »Ich kenne mich so gar nicht. Ist das normal, dass ich mir so viele Sorgen mache? Ich habe immer Angst, dass ich nicht alles richtig verstehe oder etwas vergesse. Wenn die Ärzte da sind, weiß ich nicht mehr, was ich fragen wollte, oder verstehe nicht, was sie reden.«

Ausklang: »Danke, dass Sie mir zugehört haben. Ich schreibe mir jetzt ein paar Sachen auf und bitte meine Tochter, bei der nächsten Visite dabei zu sein.«

Verabschiedung: »Jetzt bin ich etwas erleichtert. Danke, Schwester Karin.«

Ablehnen

Merle Meller ist in der Klinik und lehnt eine Behandlung ab.

Vorbereitung: Nach langem Abwägen, mehreren ärztlichen wie therapeutischen Gesprächen hat sie sich gegen eine Behandlung entschieden.

Wichtige Punkte:
- Zu der Entscheidung stehen können
- Eigenverantwortung tragen
- Chancen und Risiken abwägen

Einstieg: »Frau Dr. Hickmann, ich habe mich gegen die angeratene Behandlung entschieden.«

Klärung: »Die Entscheidung ist mir nicht leichtgefallen. Ich habe mich umfassend informiert. Ich habe viel darüber gelesen, mit Menschen mit ähnlichen Erfahrungen gesprochen und auch mit anderen Experten mögliche Chancen und Risiken diskutiert.«

Ausklang: »Für mich ist es im Behandlungsverlauf sehr wichtig, dass auch ich hinter den Entscheidungen stehen kann. Vielen Dank für die Offenheit in unserem Gespräch.«

Verabschiedung: »Danke für diesen respektvollen Austausch, Frau Dr. Hickmann. Auf Wiedersehen.«

Merkhilfe

Falls Sie und Ihr/e Gesprächspartner/in unterschiedlicher Meinung sind, versuchen Sie, ruhig zu bleiben. Verhandeln Sie. Gute Gespräche sind immer ein Miteinander. Manchmal kann es in einer schwierigen Situation sinnvoll sein, ein klares Nein zu platzieren. Dabei ist es wichtig, den Gesprächspartner wissen zu lassen, dass dies keine persönliche Entscheidung gegen ihn ist. Manchmal ist es hilfreich, sich etwas Bedenkzeit zu erbeten und eine Gesprächsfortsetzung miteinander zu vereinbaren. Das gibt beiden Seiten die Möglichkeit, Abstand zu finden und weitere gemeinsame Wege zu bedenken. Wichtig ist, dass Sie bei sich selbst bleiben, ohne den anderen Menschen zu übersehen. Folgende Formulierungshilfen machen es Ihnen leichter:

– »Meine Entscheidung ist Nein. Es ist mir wichtig, diesen Weg so nicht weiterzugehen. Ich bitte Sie um Verständnis.«

– »Nach langem Nachdenken: Nein. Es ist mir aber wichtig, dass wir unser Gespräch weiterführen.«

– »Ich möchte gern mit Ihnen im Gespräch bleiben. Ich schlage vor, wir vereinbaren einen neuen Termin und besprechen weitere Möglichkeiten für mich.«

– »Ich schätze Ihren Rat sehr, und doch habe ich mich dagegen entschieden. Ich wünsche mir, dass wir unser Gespräch fortsetzen und gemeinsam Lösungen für mich finden.«

– »Ich brauche Bedenkzeit. Bitte lassen Sie uns ein anderes Mal weitersprechen.«

– »Puh, das war jetzt viel! Ich möchte darüber nachdenken.«

– »Ich brauche eine Pause. Bitte lassen Sie uns bei unserem nächsten Treffen alles Weitere besprechen.«

Verhandeln

Merle Meller bleibt in der Klinik und bespricht eine alternative Möglichkeit der Behandlung, die ihr nun nach Ablehnung der ersten Maßnahme vorgestellt wird.

Vorbereitung: Nach erneutem Nachdenken möchte sie mehr zu einer Behandlungsart wissen, die sich für sie aus den letzten Gesprächen als mögliche Alternative ergeben hatte.

Wichtige Punkte:
- Fragen klären
- Chancen maximieren
- Risiken reduzieren

Einstieg: »Frau Dr. Hickmann, danke, dass wir uns über diese weitere Möglichkeit meiner Behandlung unterhalten können.«

Klärung: »Ich möchte meine offenen Fragen mit Ihnen klären, die diese Entscheidung beeinflussen. Mir ist wichtig, dass die Chancen für eine erfolgreiche Behandlung im Vergleich zu den Risiken überwiegen. Daran werde ich mich orientieren. Ich möchte auch hier wieder Menschen mit ähnlichen Erfahrungen hinzuziehen und mit anderen Experten sprechen.«

Ausklang: »Wenn ich hierzu Ja sage, stehe ich voll hinter meiner Entscheidung. Das ist mir sehr wichtig!«

Verabschiedung: »Danke, dass wir so gut miteinander im Gespräch bleiben, Frau Dr. Hickmann. Auf Wiedersehen.«

Gewalt

Werner Kaster ist in einer Klinik, und mit ihm wird etwas gemacht, das er auf keinen Fall akzeptiert.

Vorbereitung: Er ist zunächst erschrocken, doch dann fasst er sich und äußert seinen Willen.

Wichtige Punkte:
- Würde einfordern
- Willen ausdrücken
- Sich schützen

Einstieg: »Bitte unterlassen Sie das. Ich will das nicht!«

Klärung: Hier gibt es verschiedene Möglichkeiten, zum Beispiel:
- »Das macht mir Angst!«
- »Sie tun mir weh!«
- »Das ekelt mich!«

- »Ich habe sehr schlechte Erfahrungen damit gemacht!«
- »Das erinnert mich an etwas Furchtbares!«
- »Das widerspricht meiner Religion!«
- »Sie kommen mir zu nah!«

Ausklang: »Gehen Sie weg. Mir geht das zu schnell und ich fühle mich mit Ihnen nicht sicher.«

Verabschiedung: »Wie ist Ihr Name, bitte?«

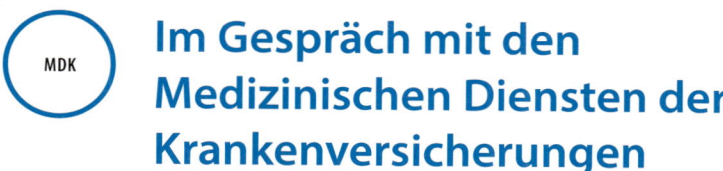

Im Gespräch mit den Medizinischen Diensten der Krankenversicherungen

Nun führe ich Sie in die Welt der Pflegegutachten, Beratung und Einstufung von Pflegegraden. Schon an den Begriffen wird deutlich, dass sich die Kommunikationsqualität nun der Behörden- und Verwaltungssprache annähert.

Wenn es darum geht, den Grad Ihrer Pflegebedürftigkeit zu ermitteln, können Sie einen Antrag bei Ihrer Krankenversicherung zur Überprüfung stellen und sich auch beraten lassen. Ein/e Mitarbeiter/in des Medizinischen Dienstes der Krankenversicherung (MDK) beziehungsweise des Dienstes der privaten Krankenversicherungen (MEDICPROOF) wird Sie dann besuchen und mit Ihnen Ihren Pflegebedarf und die Ihnen zustehende finanzielle Unterstützung besprechen. Die besondere Herausforderung liegt hier im Aufeinandertreffen von Zahlen, Daten und Fakten des Medizinischen Dienstes sowie Ihren ganz persönlichen Belangen.

Im Wesentlichen werden sich diese Gespräche um Ihre Mobilität, den Umfang Ihrer Selbstversorgung (z. B. selbstständiges Essen, Körperpflege) und um Ihre Bedürfnisse bei der Pflege beziehungsweise der medizinischen Versorgung drehen, aber auch um die Gestaltung Ihres Alltags und Ihre Vorlieben im sozialen Umfeld. Es ist hilfreich, wenn Sie selbst oder ein Ihnen nahestehender Mensch ein Pflegetagebuch führt. Dies sollte über einen längeren Zeitraum alle alltäglichen Hilfestellungen, die Sie in Anspruch nehmen, und den dafür benötigten Zeitaufwand detailliert auflisten. Dieses Tagebuch liefert Ihnen und dem Medizinischen Dienst ein viel umfassenderes Bild Ihrer Situation als das, welches sich bei dem nur kurzen Begutachtungsbesuch ergeben kann. Um für Ihre Belange, Bedürfnisse, Ressourcen und Einschränkungen gut einstehen zu können, finden Sie hier einige beispielhafte Gesprächsszenen als Anregung.

Im Service-Teil (ab Seite 134) finden Sie einen Link zu einem Pflegetagebuch, das Sie sich aus dem Internet herunterladen können.

Überlegt und nachgefragt

Ablauf der Begutachtung

Helene Klimmer spricht mit einer Gutachterin des Medizinischen Dienstes. Ihre große Sorge ist, dass sie die Fachbegriffe im Gespräch nicht versteht. Sie möchte mehr über den Ablauf der Begutachtung erfahren.

Vorbereitung: Sie spricht ihre Bedenken direkt zu Beginn des Gesprächs an.

Wichtige Punkte:
- Darf sie direkt nachfragen?
- Folgen noch weitere Gespräche für den Antrag?
- Wie lange wird die Entscheidung dauern?

Einstieg: »Ich bin etwas aufgeregt und frage Sie gleich am Anfang, ob ich immer nachfragen darf, wenn ich etwas nicht verstehe?«

Klärung: »Ist das Gespräch heute das einzig wichtige für den Antrag oder folgen noch weitere? Und wie lange wird das etwa dauern, bis ich Bescheid bekomme? Mit meiner Tochter habe ich vereinbart, dass Sie mit ihr alles Weitere besprechen können. Sie wird mir danach alles erzählen. Wir haben auch ein Pflegetagebuch geführt, das Sie Ihnen geben wird.«

Ausklang: »Danke, dass Sie mir die zwei Fremdwörter aufgeschrieben haben. Ich frage bei meiner Hausärztin nach.«
Verabschiedung: »Dann warte ich nun auf den Bescheid. Auf Wiedersehen.«

Beweglichkeit

Helene Klimmer beschreibt, wie sie sich innerhalb ihrer Wohnung bewegen kann.

Vorbereitung: Sie benennt das, was sie noch gut allein kann, und das, wobei sie zum Teil oder auch vollständig Hilfe braucht.
Wichtige Punkte:
- Einfluss der Tageszeit
- Treppen machen Schwierigkeiten
- Schwankende Tagesform

Einstieg: »In der Wohnung nehme ich meinen Gehstock und komme am Vormittag damit langsam, aber gut allein zurecht.«
Klärung: »Am Nachmittag brauche ich mehr Pausen und bin unsicherer beim Laufen. Meine Tochter begleitet mich dann öfter. Treppenstufen kann ich nicht mehr allein steigen.«
Ausklang: »Dass ich gefallen bin, macht mich unsicher. Es ist jeden Tag etwas anders.«
Verabschiedung: »Kann ich Sie erreichen, wenn mir noch etwas einfällt? Vielen Dank.«

Aufwand für Arzt- und Therapiebesuche

Merle Meller beschreibt den Aufwand ihrer regelmäßig erforderlichen Arzt- und Therapiebesuche im überprüfenden Gutachtergespräch.

Vorbereitung: Die Organisation der Termine ist aufwendig und bedarf hoher Aufmerksamkeit und Geduld.
Wichtige Punkte:
- Anerkennung des Aufwands
- Sicherheit und Termintreue
- Abhängigkeit von Helfern

Einstieg: »Die Planung und Einhaltung der vereinbarten Termine sind für meine Gesundheit extrem wichtig. Ich profitiere von den regelmäßigen Terminen und davon, dass ich an der Therapie dranbleibe und nicht aufgebe.«

Klärung: »Neben ärztlichen Untersuchungen finden mehrfach wöchentlich die Bewegungstherapien statt. Eine Physiotherapeutin kommt zusätzlich zu den Praxisbesuchen zweimal wöchentlich zu mir nach Hause. Für die Fahrten in die Klinik brauche ich immer Hilfe bei der Vorbereitung und beim Einsteigen ins Auto. Vor Ort benötige ich eine Begleitung.«

Ausklang: »Brauche ich für die Anerkennung noch weitere ärztliche Bestätigungen oder liegt Ihnen alles von mir vor?«

Verabschiedung: »Vielen Dank, Frau Stader. Auf Wiedersehen.«

Zukunftspläne

Merle Meller wird im Begutachtungsgespräch nach ihren Zukunftsplänen gefragt.

Vorbereitung: Sie interessiert sich zunehmend für die digitale Möglichkeit des Lernens und Vernetzens.

Wichtige Punkte:
- Ortsunabhängig
- Kontakte im Außen
- Sinnhaftigkeit

Einstieg: »Durch meinen Unfall bin ich in der Mobilität sehr auf Hilfe angewiesen. Die digitale Welt allerdings steht mir auch von zu Hause aus offen.«

Klärung: »Ich denke über ein Fernstudium nach und möchte ein Netzwerk mit Menschen aufbauen, die in einer ähnlichen Situation sind wie ich.«

Ausklang: »Die Gedanken an meine Zukunft machen mir Mut. Der virtuelle Kontakt mit der Außenwelt bringt mir das Leben nach Hause.«

Verabschiedung: »Danke für Ihre Ermutigung.«

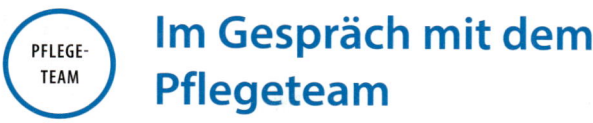

Im Gespräch mit dem Pflegeteam

PFLEGE-TEAM

In dieser Welt begegnen bedürftige Privatmenschen den Mitarbeitern der Pflege. Pflegebedürftige und professionell Pflegende nähern sich an. Pflegekompetenzen, Fachwissen, Erfahrungswerte, Wissenschaft und emotionale Kräfte werden nach dem ersten Kennenlernen für Sie individuell aktiviert und fördern Sie. Dabei spielt es keine Rolle, ob die Pflegenden zu Ihnen nach Hause kommen oder ob Sie in einer Pflegeeinrichtung leben, in der stets Pflegekräfte um Sie herum sind. Auch bei einer Kurzzeitpflege, in einer Wohngemeinschaft oder in einer Tagespflegestätte begegnen Ihnen immer Pflegende und umsorgende Menschen, mit denen Sie sich austauschen – sei es in einem Gespräch oder bei einer Berührung.

Die Gespräche sind geprägt von einer Mischung aus fachlichen, persönlichen und emotionalen Themen. Hier finden sich Familien- und Lebensgeschichten ebenso wie anspruchsvolle Pflegebesonderheiten. Manchmal entstehen Freundschaften, denn die vielschichtigen Begegnungen sind Berührungen auf unterschiedlichen Ebenen.

Folgende Gesprächsbeispiele können Ihnen im Zusammentreffen mit Pflegerinnen und Pflegern weiterhelfen.

Wertvolles für mich – in Worte gefasst

Ein männlicher Pfleger

Manfred Springer telefoniert mit der Leiterin eines ambulanten Pflegedienstes. Er möchte, wenn möglich, von einem männlichen Pfleger versorgt werden.

Vorbereitung: Er fühlt sich wohler, wenn er von einem Mann gewaschen wird.

Wichtige Punkte:
- Schamgefühl respektieren
- »Männergespräche«
- Erziehung/Werte

Einstieg: »Es würde mich sehr erleichtern, wenn Sie für meine Pflege männliche Pflegekräfte einplanen könnten.«

Klärung: »Ich bin nicht so frei erzogen worden und fühle mich mit einem Mann in der Pflege sicherer. Ich kann mit Männern auch leichter über körperliche Probleme oder Einschränkungen sprechen.«

Ausklang: »Für mich ist das eine große Beruhigung, ich bin aber an einzelnen Tagen auch mit einer Pflegerin einverstanden.«

Verabschiedung: »Vielen Dank für die Offenheit im Gespräch. Das fällt mir nicht ganz leicht. Auf Wiederhören.«

Intime Stunden

Henry Frey ist im Gespräch mit einem Pfleger im Pflegeheim. Es geht um Privatsphäre und Intimität.

Vorbereitung: Seine Lebensgefährtin und er pflegen eine schöne Verbindung. Sie besucht ihn regelmäßig und er wünscht sich Zeit mit ihr allein.

Wichtige Punkte:
- Diskretion
- Selbstbestimmung
- Nähe

Einstieg: »Ich bitte darum, dass ich eine ungestörte Zeit mit meiner Lebensgefährtin verbringen kann, wenn sie zu Besuch ist.«

Klärung: »Ich bin nicht sicher, wie Sie im Pflegeteam mit Privatsphäre umgehen, und frage deshalb danach. Die Nähe und Vertrautheit tut uns beiden gut, und wir möchten uns sicher fühlen.«

Ausklang: »Was kann ich tun, um einen Hinweis zu geben?«

Verabschiedung: »Danke für Ihre Diskretion, Stefan. Danke auch an das Team.«

Sensible Themen

Claudia Meyerhofer ist für vier Wochen in der Kurzzeitpflege. Sie spricht mit einer Wohnbereichsleiterin über ihre Blasenschwäche.

Vorbereitung: Ihr ist das Thema unangenehm. Dennoch gibt ihr der Austausch darüber Sicherheit für die kommende Zeit.

Wichtige Punkte:
– Diskretion
– Verständnis und Einfühlungsvermögen
– Begleitung

Einstieg: »Mir ist es wichtig, dass ich rechtzeitig zur Toilette gehen kann. Wenn ich es merke, brauche ich recht schnell jemanden, der mich begleitet.«

Klärung: »Ich will aber auch nicht, dass das so viele Menschen mitbekommen. Ist es möglich, dass ich den Pflegerinnen ein Zeichen gebe?«

Ausklang: »Das beruhigt mich jetzt sehr, dass ich das so offen mit Ihnen besprechen kann. Bitte fragen Sie in einer Woche noch mal nach, ob es mir damit gut geht.«

Verabschiedung: »Vielen Dank, Frau Heisl.«

Die Freizeitgestaltung

Merle Meller tauscht sich mit einer ihr vertrauten Pflegerin über die Mitgliedschaft in einem Gospelchor aus.

Vorbereitung: Sie wagt den Schritt, in einem Gospelchor Mitglied zu werden. Eine Einladung zum Probesingen hat sie bereits.

Wichtige Punkte:
– Medizinische Sicherheit
– Am Leben teilhaben
– Neue Mobilität im Rollstuhl aktivieren

Einstieg: »Ich habe die Möglichkeit, in einem Gospelchor mitzusingen, und will die Chance nutzen, um wieder am Leben teilzunehmen.«

Klärung: »Ich brauche dann Unterstützung beim Ankleiden und um in den Rollstuhl zu kommen. Ich werde abgeholt und wieder nach Hause gebracht. Die Ärztin befürwortet das.«

Ausklang: »Für den Notfall würde ich gern etwas mit dir oder meinen Eltern vereinbaren, was meinst du?«
Verabschiedung: »Danke für alle Vorbereitungen und die mentale Unterstützung, Bella.«

Merkhilfe

Ihr privates Leben ist wichtig. In vielen Momenten der Pflege tritt es jedoch in den Hintergrund. Formulieren Sie Ihre Wünsche und Ihre Scham klar und offen. Das hilft Ihnen und den Menschen, die Ihnen nah sind. Für Sie ist dieser Schritt wichtig, denn Sie können Ihre Bedürfnisse eindeutig und freundlich teilen. Notieren Sie vorab, was Ihnen besonders am Herzen liegt. Falls Ihr Wunsch nicht berücksichtigt werden kann, verhandeln Sie. Besprechen und rückversichern Sie sich auch bei Freunden. Das stärkt Ihr Selbstvertrauen und Ihre Lebensfreude. Folgende Formulierungshilfen machen es Ihnen leichter:

– »Wer kann mir helfen, wenn ich Unterstützung brauche? Wen kann ich ansprechen?«

– »Welche Möglichkeiten gibt es, damit ich mit dabei sein kann? Wer kümmert sich um die Organisation?«

– »Ich brauche jemanden zur Unterstützung an meiner Seite. Ich fühle mich zu zweit einfach sicherer. Wer könnte das sein?«

– »Darf ich Sie in einer sehr persönlichen Sache ansprechen und Ihnen ein Anliegen schildern, das mir am Herzen liegt?«

– »Wenn diese Situation wieder eintritt, bitte ich Sie, mir zu helfen. Würden Sie das für mich tun?«

Sterben und Tod

Cathleen Alisch spricht mit einer Pflegerin über den Tod und die Gedanken und Wünsche, die sie beschäftigen.

Vorbereitung: Sie möchte klären, was ihr im Falle ihres Sterbens von Bedeutung ist.

Wichtige Punkte:
– Würde
– Waldbestattung
– Harfenspiel

Einstieg: »Ich wünsche mir, dass die Menschen während und nach meinem Sterben meinen Körper mit Respekt und Würde bewegen und berühren.«

Klärung: »Der Gedanke, dass jemand gut mit mir umgeht, tröstet und beruhigt mich. Ich kann mir gut vorstellen, eine Ruhestätte in einem Friedwald zu haben. Wenn möglich, wünsche ich mir, dass jemand Harfe spielt. Ich habe dieses Instrument immer geliebt.«

Ausklang: »Danke, dass ich das mit Ihnen teilen darf. Ich werde noch mit meinem Sohn sprechen.«

Verabschiedung: »Vielen Dank, Marlen!«

Die Kündigung

Patricia Dien im Gespräch mit der Heimleiterin. Patricia Dien will das Heim verlassen.

Vorbereitung: Sie hat sich entschlossen, das Pflegeheim zu wechseln.

Wichtige Punkte:
– Vertrag kündigen
– Vertrauensfrage
– Selbstbestimmtheit

Einstieg: »Ich werde zum nächstmöglichen Termin meinen Heimplatz kündigen.«

Klärung: »Ich habe das Vertrauen in dieses Haus verloren. Die Verpflegung, die Hygiene und auch der allgemeine Umgangston sind meiner Meinung nach nicht angemessen. Ich sehe auch für die Zukunft keine Besserung und fühle mich nicht gut aufgehoben.«

Ausklang: »Meine Töchter sind Ihre Ansprechpartnerinnen. Sie handeln in meinem Namen.«

Verabschiedung: »Danke für die Unterstützung bei meinem Auszug. Auf Wiedersehen.«

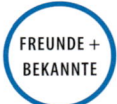

Im Gespräch mit Freunden und Bekannten

In dieser Welt begegnen Sie Menschen, die Ihnen aus einer Zeit bekannt und vertraut sind, in der Sie gesund und selbstbestimmt gelebt und gearbeitet haben. Es sind Freunde, ehemalige Kolleginnen und Kollegen, Menschen aus Ihrer Nachbarschaft, ein Kreis von Bekannten und Weggefährten von Urlaubsreisen, Hobbys und Kulturerlebnissen. Hier begegnen Sie Ihrem alten Leben neu. Sie und Ihre Freunde und Bekannten werden merken, dass sich trotz der neuen Situation vieles nicht verändert hat. Denn das Wichtigste an Ihnen ist und bleibt: Sie selbst! Sie können weiterhin Zeit miteinander erleben und Ihre persönlichen Beziehungen im Gespräch fortsetzen und stärken. Das Kostbare in dieser Welt sind ein bereits gewachsenes Vertrauen, freundschaftliche Verbindungen und ein Wohlwollen füreinander. Ein oft gelebter und geschätzter Wert klingt an: Man hilft sich und man darf sich helfen lassen. Hier ist kein Platz für falsche Scham oder Zurückhaltung. In Zeiten der eigenen Bedürftigkeit kommt etwas zurück, das man einst selbst gegeben oder in Menschen investiert hat. Nehmen Sie die Gesten der Hilfsbereitschaft an, zeigen Sie sich und trauen Sie sich auch, von sich aus um Unterstützung zu bitten. Fragen Sie Ihre Freunde doch auch mal, was Sie im Gegenzug für sie tun können. Sicher ist ein Austausch möglich. Folgende Gesprächsskizzen helfen Ihnen vielleicht weiter.

Erkannt, gesagt und angenommen

Hilfe im Haushalt

Frauke Elster im vertrauten Gespräch mit ihrer Nachbarin. Sie sprechen über den Alltag im Haushalt, den Frauke Elster allein bewältigen muss, und über Möglichkeiten der Unterstützung.

Vorbereitung: Frauke Elster würde ein wöchentlicher Einkauf Erleichterung bringen. Die Nachbarin bietet ihr Hilfe mit dem Auto an.
Wichtige Punkte:
– Körperliche Entlastung
– Kontaktpflege
– Guter nachbarschaftlicher Austausch
Einstieg: »Wenn du einmal in der Woche einen Einkauf für mich machen kannst, ist das für mich eine große Hilfe.«
Klärung: »Das Tragen fällt mir schwer, und wenn du mit dem Auto fährst, könntest du die schwereren Dinge für mich besorgen. Das wäre für mich eine Entlastung.«
Ausklang: »Ich freue mich, wenn ich dich nach dem Einkaufen zum Kaffee einladen darf und wir Zeit zum Erzählen haben.«
Verabschiedung: »Danke, Stefanie, für die gute Nachbarschaft.«

Digitale Helfer

Michael Kemper unterhält sich mit einem ehemaligen Arbeitskollegen darüber, wie man digitale Sprachassistenten nutzen kann.

Vorbereitung: Er möchte sich den Alltag zu Hause mit digitalen Lösungen erleichtern.
Wichtige Punkte:
– Notizen, Merkhilfen
– Tagesgeschehen
– Lichtschalter
Einstieg: »Der Sprachassistent kann mir im Alltag helfen, unabhängig zu bleiben.«
Klärung: »Ich kann mich nicht mehr so gut bewegen und sehe nicht mehr viel. Mit dem Assistenten kann ich wieder Nachrichten hören.

Er kann mir das Licht an- und ausschalten, ohne dass ich aufstehen oder jemand anderen darum bitten muss, er speichert Sprachnachrichten oder Termine und erinnert mich daran. Könntest du mir so ein Gerät besorgen und mir beim Einrichten helfen?«

Ausklang: »Da zeigt sich die gute Seite der Technik von heute. Ich kann informiert sein und habe noch dazu eine kleine Haushaltshilfe.«

Verabschiedung: »Danke, Karl, dass du mir dabei hilfst.«

Digitaler Austausch

Merle Meller unterhält sich mit einer Freundin über die Möglichkeit, sich mit betroffenen Menschen digital zu vernetzen.

Vorbereitung: Sie hat die Idee, sich mit Menschen, die in einer ähnlichen Lebenssituation sind wie sie, im Internet auszutauschen.

Wichtige Punkte:
- Menschen finden, die einander verstehen
- Anregung und Ermutigung
- Willkommen sein

Einstieg: »Die digitale Welt gibt mir viele Möglichkeiten, Menschen kennenzulernen und mich mit ihnen auszutauschen, obwohl ich körperlich eingeschränkt bin.«

Klärung: »Ich sehne mich nach Menschen, denen es ähnlich geht wie mir, die sich mitteilen wollen, sich verstehen, sich schätzen und sich gegenseitig ermutigen. Ich kenne mich noch zu wenig aus, habe aber Lust, so etwas aufzubauen oder anzustoßen.«

Ausklang: »Man ist dabei orts- und zeitunabhängig und damit sehr selbstbestimmt.«

Verabschiedung: »Wenn du Ideen hast oder jemanden kennst, sag Bescheid. Danke, Jule!«

Merkhilfe

Der Kontakt zu anderen Menschen und der Austausch mit ihnen ist elementar für Ihr Leben. Formulieren Sie die Schritte, die Sie zu Ihrem Ziel bringen. Für Sie ist dabei wichtig, auch Freunde und Bekannte davon zu unterrichten und selbst an der Lösung aktiv mitzuwirken. Tragen Sie Ihr Anliegen klar und freundlich vor. Beteiligen Sie die Menschen, die Ihnen wichtig sind, an der Umsetzung Ihrer Ziele. Das schenkt Ihnen Mut und Hoffnung. Folgende Formulierungshilfen machen es Ihnen leichter:

- »Ich möchte nicht mehr allein sein. Damit sich das ändert, habe ich mir überlegt, … Bitte hilf mir, das umzusetzen.«

- »Wenn ich eigene Ziele erreiche, tut mir das sehr gut.«

- »An meinem Tagesablauf möchte ich etwas ändern. Mir fehlt der Austausch mit anderen. In meiner Nähe gibt es für mich einige Möglichkeiten. Ich möchte folgende nutzen … Dazu brauche ich Hilfe bei … Wer könnte das übernehmen?«

- »Was, sagten Sie, ist meine Alternative? Dann möchte ich gern daran teilnehmen. Was kann ich dafür tun?«

- »Welche Möglichkeiten sehen Sie, dass ich mitmachen kann?«

- »Ich brauche Herausforderungen! Hilf mir, mich selbst voranzubringen. Ich möchte, dass wir diese Chance nutzen.«

KAPITEL 5

Wie führen Angehörige gute Gespräche?

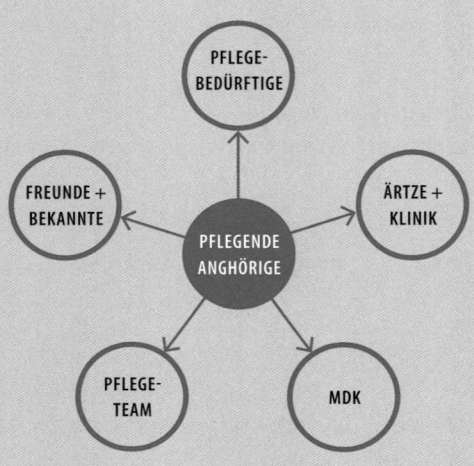

Kommunikation für Angehörige

Pflegende Angehörige leisten auf mehreren Ebenen enorm viel. Sie begegnen zeitgleich verschiedenen Welten, erfüllen unterschiedliche Rollen, übernehmen zahlreiche Aufgaben und tragen Verantwortung:

- für den/die pflegebedürftige/n Angehörige/n,
- für die Geschwister und die Ursprungsfamilie,
- für die eigene Familie und
- für sich selbst.

Meist wird zugunsten des zu Pflegenden das eigene Leben zurückgestellt, untergeordnet oder den Umständen entsprechend angeglichen. Täglich beherrschen Formalitäten, Anträge, Organisation, Behördengänge und Sorgen um die Finanzierung die Gedanken oder die Gespräche. Die Gefühle des pflegebedürftigen Menschen wollen beachtet und respektiert werden. Termine, medizinische und pflegerische Anforderungen drängen in den Alltag. Eigene Lebensthemen wie Kinder, Beruf, Reisen, Sport, Kultur, Hobbys, Geselligkeit oder spontane Unternehmungen verlieren zwar nicht an Bedeutung, aber es fehlt häufig an ausreichend Zeit, um allem gerecht zu werden.

Erwartungen spielen nun eine große Rolle; die des pflegebedürftigen Menschen, aber auch die eigenen Erwartungen. Hinzu kommen die Erwartungen vonseiten der Geschwister oder anderer Verwandter. Darüber hinaus prägen gesellschaftliche Normen und alte, zuweilen überkommene und wenig förderliche Verhaltensmuster den Alltag. Über längere Zeit kostet all dies viel Kraft, schwächt die eigene Gesundheit kann in eine emotionale Sackgasse führen. Oft wird der pflegende Angehörige mit Sätzen wie diesen konfrontiert:

- »Sei freundlich.«
- »Lass dich nicht hängen.«
- »Streng dich an. Halte durch.«
- »Du hast so viel zu tun, und ich mache dir zusätzlich Sorgen.«
- »Du hast Besseres verdient als mich.«

MERLE MELLER

Merle Mellers Eltern sind froh, dass ihre Tochter nach dem Unfall wieder zu ihnen gezogen ist. Sie können für sie da sein, sie stützen und, soweit möglich, auch schützen. Sie haben ihr gesamtes Leben an die veränderte Situation angepasst. Sie haben einen Kredit aufgenommen, das Haus umgebaut und Merles Mutter hat ihre Teilzeitstelle aufgegeben. Beide wollen ganz und gar für ihre Tochter da sein. Die Mutter betreut sie rund um die Uhr, der Vater regelt viele finanzielle und organisatorische Angelegenheiten. Der Umgang mit den Ärzten und Ärztinnen sowie den Pflegenden ist jedoch nicht immer ganz einfach. Es kommt zu Meinungsverschiedenheiten, auch zwischen Merle Meller und ihren Eltern. Insbesondere die Mutter trifft Entscheidungen, ohne sie vorher mit ihrer Tochter abzustimmen. Der Vater vermisst die Zeit mit seiner Frau. Merle Mellers Mutter fällt es schwer, die schönen Seiten des Lebens zu genießen. Das mütterliche Gewissen und ihr Pflichtbewusstsein sind stärker.

WALTER SCHWARZ

Familie Schwarz steht vor einer sich verändernden Situation. Die sechs erwachsenen Kinder wohnen weit entfernt. Als Luise Schwarz unerwartet stirbt, bleibt Walter Schwarz unversorgt zurück. Sein Wesen hat sich in den vergangenen Jahren sehr verändert. Heute schafft er alltägliche Handlungen nicht mehr, vergisst Gesagtes, verlegt viele Dinge und beschimpft vertraute Menschen aus dem Nichts heraus. Nun sind die sechs Kinder gefordert. Erste gemeinsame Überlegungen und Arztbesuche mit dem Vater finden statt. Die Diagnose »Demenz« schwebt im Raum. Ein Wort, das großen Schrecken und Ängste auslöst. Viola Schwarz, die Tochter, soll erste Ansprechpartnerin für die Pflege des Vaters sein. So hatten es sich Walter und Luise Schwarz in früheren Zeiten gewünscht und besprochen. Doch wie soll das im Elternhaus noch gut gehen? Was kommt auf Viola Schwarz und die Geschwister zu?

Beide Beispiele zeigen, dass Angehörige eines zu pflegenden Menschen eine aktive Rolle für jemanden einnehmen. Manchmal gewollt, manchmal, weil äußere oder finanzielle Umstände einen dazu zwingen. Der Austausch, die Gespräche innerhalb der Familie sind häufig emotional geprägt und vertraute Beziehungsmuster schwingen mit. Mit Außenstehenden liegt der Fokus in den Gesprächen mehr auf Vermittlung, Organisation, Beratung und fachlichen Informationen. Oft laufen bei Angehörigen pflegebedürftiger Menschen alle Fäden zusammen. Tatsächlich sind sie für den betroffenen Menschen unermesslich wichtig. Sie erfüllen Wünsche und Bedürfnisse im direkten und auch im indirekten Auftrag. Sie umsorgen jemanden, der ihnen im Leben sehr nahesteht. Wenn man so will, schlüpfen sie in unterschiedlichste Rollen mit allen dazugehörigen Erwartungen. Meist sind jedoch die Erwartungen, die man an sich selbst stellt, am höchsten.

IHRE ROLLE	IHRE ERWARTUNGEN
Vermittelnde/r	Sie wollen vielem, am besten allem und allen gerecht werden.
Organisierende/r	Sie organisieren zuverlässig und verantwortungsbewusst.
Ansprechperson	Sie stehen für alle Fragen und wichtigen Informationen zur Verfügung.
Überbringende/r	Sie überbringen Botschaften, Wünsche, Erwartungen, Anforderungen und Entscheidungen in mehrere Richtungen.
Verantwortliche/r	Sie fühlen sich für Entscheidungen, Handlungen und deren Ergebnisse verantwortlich.
Klärende/r	Sie klären Irrtümer und Missverständnisse und beantworten, wenn irgend möglich, offene Fragen.
Beschützende/r	Sie beschützen die Würde des Ihnen anvertrauten Menschen, seine persönlichen Dinge, seine Rituale.

Verteidigende/r	Sie verteidigen Privatsphäre, Werte, Besitz und Vereinbarungen.
Fragende/r	Sie stellen Fragen, bis alle wichtigen Antworten gefunden sind.
Vertraute/r	Sie sind Vertraute/r und damit treu in Ihren Aufgaben und Versprechen.
Zuhörende/r	Sie hören hin, Sie hören zu, Sie hören hinein, Sie hören sich um, und Sie hören zwischen den Zeilen, rund um die Pflege Ihres Angehörigen.
Tröstende/r	Sie trösten, geben Zuversicht und Hoffnung.
Schlichtende/r	Sie beruhigen und schlichten Situationen und Emotionen zwischen Menschen.
Versorgende/r	Sie versorgen, planen und verantworten die Pflege Ihres Angehörigen.
Kind, Bruder/Schwester, Mutter/Vater, Partner/Partnerin	Sie sind irgendwie alles auf einmal. Der Wechsel der Rolle ist im Dialog spürbar, zuweilen ist er kräftezehrend.
Sprachrohr	Sie sind ein Sprachrohr für nicht ausgesprochene Dinge, auch für Belastendes.
Ermutigende/r	Sie machen Mut, ohne Wenn und Aber.
Berichterstattende/r	Sie sammeln Informationen und geben sie in der Familie und im verantwortlichen Kreis weiter.
Beobachtende/r	Sie beobachten Ihren Angehörigen, die gesamte Pflegesituation, das Umfeld, den Verlauf und sich selbst.
Handelnde/r	Sie erfassen die Möglichkeiten der Ihnen anvertrauten Person und binden sie ihren Fähigkeiten entsprechend in den Alltag ein.

Lachende/r	Sie erinnern sich an gemeinsame schöne Momente, und Sie finden miteinander einen Zugang über ungewöhnliche und für Sie neue Wege.
Hilfe-Annehmende/r	Sie lassen Ihren Perfektionsanspruch los und holen sich Hilfe. Jemanden mit Erfahrung, der Ihnen viel Wissen vermitteln kann, damit es Ihnen und der/dem Ihnen Anvertrauten gut geht.

Vermutlich gibt es noch viele weitere Rollen, die pflegende Angehörige übernehmen.

Prüfen Sie sehr selbstkritisch, wie viele dieser Erwartungen Sie bewältigen können. Können Sie die gewünschten Ergebnisse erreichen, ohne dass es auf Kosten Ihrer eigenen Gesundheit und Lebensfreude geht? Finden Sie ein für Sie gutes Maß im Herzen, im Geist und in der Machbarkeit.

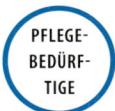

Im Gespräch mit dem zu pflegenden Menschen

Der persönliche Dialog, das bewusste Hinhören und Erfragen sind hier die Herausforderungen, um zwischen der Welt des Angehörigen und der Welt des pflegebedürftigen Menschen Brücken zu bauen. Das Besondere in diesen Begegnungen ist die emotionale Nähe der beiden Welten. Es gibt gemeinsame Geschichten, die das Leben schrieb und mit denen die unterschiedlichsten Gefühle verbunden sind. Diese unterschwelligen Emotionen werden in vielen Begegnungen auf eine ganz neue Art zum Ausdruck kommen. Häufig kehren sich im Rahmen der Pflegetätigkeit und Pflegebedürftigkeit bislang vertraute Rollen um. Eine Tochter, die ihre Mutter pflegt, wird plötzlich »zur Mutter« und die Mutter wird »zum Kind«. Ein Ehemann, der seine Frau pflegt, verliert die Rolle des Liebesgefährten. Pflege und alltägliche Versorgung rücken in den Fokus. Die einst emotionale Nähe kommt womöglich aus dem Gleichgewicht. Sachliche, organisatorische und finanzielle Verantwortungsthemen schwingen in den alltäglichen Gesprächen mit.

Lassen Sie sich von den beispielhaften Gesprächsszenen für eine aktuelle Pflegesituation inspirieren.

Beobachtet und angesprochen

Hilfe im Haushalt

Zara Seidler spricht ihre Mutter darauf an, wie viel Kraft und Zeit sie für ihren Haushalt aufwendet.

Vorbereitung: Ihr ist bewusst, wie wichtig ihrer Mutter die Selbstständigkeit zu Hause ist.

Wichtige Punkte:
- Selbstständigkeit unterstützen
- Entlastung
- Hilfreiches Angebot

Einstieg: »Mama, ich sehe, dass dir dein Haushalt doch einiges an Zeit und Kraft abverlangt.«

Klärung: »Was hältst du davon, wenn ich oder Lea dir fürs Erste einmal in der Woche unter die Arme greifen? Mittelfristig kannst du eine freundliche Hilfe bestimmt gut gebrauchen. Dann hast du vielleicht auch wieder Kraft und Lust, etwas mehr rauszugehen. Du hast doch immer gern gemalt. Was hältst du von einem Kurs in der Volkshochschule?«

Ausklang: »Ich mache mich gern mal schlau. Ich habe das große Bedürfnis, dir etwas mehr Leichtigkeit in deinen Alltag zu bringen. Entscheiden darfst natürlich du.«

Verabschiedung: »Überlege es dir, Mama. Das Angebot steht.«

Ergotherapie

Klaus Wenner besucht seine Mutter zu Hause. Sie erholt sich von einem Schlaganfall, und er hat eine unterstützende Idee mitgebracht.

Vorbereitung: Eine Ergotherapeutin kann seiner Mutter helfen, ihre Selbstständigkeit zu Hause zu stärken.

Wichtige Punkte:
– Unterstützende Therapie im Alltag
– Mutter entscheidet
– Möglichkeiten nutzen

Einstieg: »Guten Morgen, Mama. Ich habe gestern ein sehr interessantes Gespräch mit einer Arbeitskollegin geführt. Sie meinte, eine Ergotherapeutin kann dir helfen, nach dem Schlaganfall weiter fit zu werden und selbstständig zu bleiben.«

Klärung: »Ergotherapeuten kommen auch nach Hause, helfen dir, das Anziehen zu üben und dein Brötchen zu schmieren. Sie schauen, dass du im Alltag gut zurechtkommst. Je eher du damit anfängst, umso größer ist die Wahrscheinlichkeit, dass du vieles wieder allein machen kannst. Ich würde mich sehr mit dir freuen, und beruhigen würde es mich auch. Was meinst du?«

Ausklang: »Ich kann morgen mit Dr. Bischoff sprechen und nach einem Rezept fragen.«

Verabschiedung: »Tschüss, Mama, ich melde mich morgen.«

Merkhilfe

Selbstständigkeit und Hilfe gehen in der Pflege oft Hand in Hand. In einem Moment haben Sie das Gefühl, Sie müssen sich kümmern. Im nächsten Augenblick erleben Sie die Stärke und Selbstständigkeit des zu pflegenden Menschen. Beides ist wichtig. Unterstützen Sie die Eigenständigkeit der zu pflegenden Person, wo immer Sie können. Hilfreiche Therapien und persönliches Aushandeln von Möglichkeiten zwischen Ihnen beiden sollten die Grundlage Ihres Handelns sein. Besprechen Sie mit dem pflegebedürftigen Menschen die verschiedenen Wege, die Sie oder Fachkräfte sehen, und die Ziele, die Sie daraus ableiten. Das gibt Ihnen Bestätigung und Sicherheit im Umgang damit. Folgende Formulierungshilfen machen es Ihnen leichter:

- »Soll ich dich zur Untersuchung begleiten?«

- »Soll ich mit der Ärztin sprechen oder möchtest du das tun?«

- »Sag mir bitte ganz genau, worum es dir geht. Ich sage dem Arzt zu Beginn des Gesprächs, dass du mich gebeten hast, mit ihm zu sprechen. Nach dem Gespräch in der Praxis erzähle ich dir dann alles Besprochene.«

- »Du kannst mit der Ärztin selbst sprechen, gib mir einfach ein Zeichen, falls du meine Hilfe brauchst.«

- »Wenn dir das weiter hilft, möchte ich das gern für dich tun.«

- »Möchtest du das selbst übernehmen?«

- »Diese Therapie kann dich dabei unterstützen, deine eigenen Wege zu gehen.«

- »Die Therapeutin sagt, du bist genau der/die Richtige für den Kurs!«

- »Du kannst viel mehr, als du und ich denken. Lass uns das mal ausprobieren …«

- »Wenn du diesen Schritt machst, sind viele Dinge für dich möglich. Die kannst du selbstständig tun – ohne fremde Hilfe.«

- »Würdest du das bitte ausprobieren? Vielleicht geht das?«

- »Das hast du immer sehr gern gemacht. Wollen wir das zusammen tun?«

- »Ich möchte mit dir zusammen sein und mit dir gemeinsam lachen … weißt du noch …?«

Körperliche Liebe

Marion Seitz pflegt ihren Mann zu Hause. Durch den Unfall ist Stefan Seitz stark in seiner Mobilität eingeschränkt. Dennoch sind dem Liebespaar körperliche Sehnsüchte geblieben. Marion spricht mit ihrem Mann darüber.

Vorbereitung: Sie ist sich der Nähe und Zuneigung zu ihrem Mann sicher und hat Vertrauen in das Gespräch.

Wichtige Punkte:
- Begegnung in Liebe
- Geduld und Zuversicht
- Zärtlichkeiten erlauben

Einstieg: »Ich freue mich, wenn wir einander auch körperlich wieder genießen dürfen, auch wenn deine Einschränkungen da sind.«

Klärung: »Ich weiß nicht, wie es dir geht, aber ich bin etwas unsicher. Ich will dir auf keinen Fall wehtun oder dich überfordern. Ich sehne mich nach Nähe, nach vertrauten Berührungen und Zärtlichkeiten. Wie denkst du darüber?«

Ausklang: »Lass uns offen mit der Ärztin und der Therapeutin sprechen. Bestimmt gibt uns das zusätzliche Sicherheit.«

Verabschiedung: »Danke für unsere Nähe, Stefan.«

Im Fall der Fälle

Sybille, Nadja und Gregor Willmann sprechen mit ihren Eltern darüber, was diese sich im Falle einer Pflegebedürftigkeit wünschen.

Vorbereitung: Die Geschwister haben gemeinsam entschieden, dass sie die Eltern ansprechen, um mehr Sicherheit zu gewinnen. Der Wille und die Gedanken von Vater und Mutter geben ihnen Orientierung für die Entscheidungen. Derzeit sind die Eltern bei guter Gesundheit und können für sich sprechen.

Wichtige Punkte:
- Einigkeit unter den Geschwistern
- Wunsch und Wille der Eltern
- Vorbereitung auf ernste Themen des Lebens

Einstieg: »Danke, Mama und Papa, für dieses Zusammenkommen. Wir Kinder möchten euch im Fall der Pflege möglichst gut betreuen und begleiten.«

Klärung: »Was wünscht ihr euch? Was wollt ihr auf gar keinen Fall und worauf sollen wir achten? Wir können und wollen in eurem Sinne Entscheidungen treffen, wenn ihr es selbst nicht mehr könnt, und wollen mit diesen Entscheidungen auch gut leben können.«

Ausklang: »Danke für eure Offenheit und euer Vertrauen. Ihr sprecht noch mal mit Dr. Lehmann und, falls ihr das beglaubigen und um eine Vorsorgevollmacht ergänzen lassen möchtet, auch mit dem Notar.«

Verabschiedung: »Auf ein langes und gesundes Miteinander!«

Überforderung

Tamara und Fred Troncker sprechen mit den Eltern. Die Mutter ist mit der Pflege des Vaters zu Hause überfordert und kränkelt selbst. Die Kinder äußern ihre berechtigte Sorge.

Vorbereitung: Sie haben lange überlegt und nachgedacht, ob sie die Eltern ansprechen. Die Körperpflege von beiden ist sehr vernachlässigt, was beiden nicht oder wenig bewusst zu sein scheint.

Wichtige Punkte:
– Entlastung und Fürsorge auch für die Mutter
– Fachliche Pflegebegleitung des Vaters
– Verantwortungsbewusstsein für die Eltern

Einstieg: »Mama, Papa, es ist an der Zeit, dass ihr hier zu Hause gute und fachliche Hilfe bekommt.«

Klärung: »Ihr bemerkt es möglicherweise nicht, aber ihr seid beide geschwächt. Papa, du brauchst professionelle Hilfe bei deiner Hautpflege. Mit Diabetes ist nicht zu spaßen. Und du, Mama, solltest wieder mal richtig durchschlafen können und etwas mehr Zeit für dich haben. Wann hast du dich das letzte Mal beim Arzt durchchecken lassen?«

Ausklang: »Wir sorgen uns um euch. Bitte lasst euch helfen. Wir wünschen euch und uns, dass ihr miteinander zu Hause bleiben könnt. Es ist heute keine Schande mehr, Hilfe anzunehmen – im Gegenteil.«

Verabschiedung: »Macht euch Gedanken, und wir sprechen am Samstag noch einmal. Danke, Mama und Papa, dass ihr uns ernst nehmt. Tschüss, ihr zwei.«

Merkhilfe

Stellen Sie sich gegenseitig Fragen. Was wünschen Sie sich und was wünschen sich die Menschen, die in Pflege sind oder kommen können? Geben Sie sich und anderen Zeit, ihre Meinungen und Ideen gegenseitig zu überdenken. Ihre daraus folgenden Absprachen sind bindend, und doch können sie sich ändern und einer neuen Situation angepasst werden. Für Sie ist dieser Schritt wichtig, denn Sie willigen in ein sich veränderndes Leben ein. Formulieren Sie Möglichkeiten und Einschränkungen klar und freundlich. Notieren Sie, welche Alternativen es gibt. Besprechen Sie sich mit vertrauten Personen. Das macht Ihnen Ihren Handlungsspielraum deutlich und gibt Ihnen Selbstvertrauen. Folgende Formulierungshilfen machen es Ihnen leichter:

- »Wie möchtet ihr euer Leben leben?«

- »Welche Erwartungen stellst du an mich?«

- »Welche Alternativen könntest du dir vorstellen?«

- »Was ist für euch besonders wichtig?«

- »Was möchtest du tun, wenn du Hilfe brauchst?«

- »Ich kann eure Entscheidung sehr gut verstehen. Ich helfe euch, wo ich kann. Dennoch habe ich auch andere Verpflichtungen, die meine Hilfe für euch einschränken. Ich bitte euch, das zu berücksichtigen.«

- »Darüber möchte ich gern nachdenken. Das hat weitreichende Konsequenzen – auch für mein Leben. Ich möchte das gern mit anderen Menschen besprechen, die ebenfalls Teil meines Lebens sind.«

Nein sagen

Carolin Ast spricht mit ihrer Mutter über deren Wunsch, bei ihr zu leben und von ihr gepflegt zu werden. Carolin Ast hat sich entschieden, dass sie diesen Wunsch nicht erfüllen kann.

Vorbereitung: Carolin Ast hat viel mit ihrer eigenen Familie und mit ihren Geschwistern geredet. Sie ist sich ihrer Entscheidung sicher.
Wichtige Punkte:
- Zu ihrer Entscheidung stehen
- Offenheit zur Mutter
- Offen sein für alternative Lösungen

Einstieg: »Mama, ich danke dir noch mal für dein Vertrauen. Ich habe über deinen Wunsch nachgedacht und kann ihn leider nicht erfüllen.«
Klärung: »Das zu sagen fällt mir schwer, aber ich will offen und ehrlich mit dir sein. Unsere Wohnung ist zu klein, und ich weiß, dass ich mit deiner körperlichen Pflege völlig überfordert wäre. Ich kann kein Blut sehen und halte mich von allem fern, das mit Klinik, Krankheit und so etwas zu tun hat. Ich will für dich da sein, dich besuchen, mit dir etwas unternehmen, aber deine gesamte Pflege traue ich mir nicht zu. Es macht mir einfach zu viel Angst.«
Ausklang: »Bitte lass uns nach anderen Möglichkeiten suchen, mit denen du auch gut leben kannst. Im Moment drängt die Zeit nicht, und ich unterstütze dich gern dabei.«
Verabschiedung: »Mama, danke, dass ich das so sagen durfte!«

Anschuldigungen erwidern

Tim August spricht mit seiner Mutter. Sie beschimpft ihn, dass er wieder ihre Handtasche mit der Geldbörse verlegt hat.
Vorbereitung: Er weiß um die fortschreitende Demenz seiner Mutter und bleibt ruhig.
Wichtige Punkte:
- Nichts persönlich nehmen
- Die Mutter bestätigen
- Sie in der Emotion abholen

Einstieg: »O nein, ist die Tasche schon wieder weg.«

Klärung: »Vielleicht habe ich sie aus Versehen weggeräumt. Steht sie vielleicht in deinem Bad? Ich bin zurzeit etwas gedankenverloren. Komm, wir schauen zusammen nach, Mama.«

Ausklang: »Da war ich wieder zu verträumt. Du kennst mich ja …«

Verabschiedung: »Gut, dass die Tasche wieder da ist. Bis nachher, Mama.«

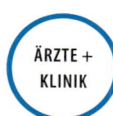

Im Gespräch in Arztpraxis und Klinik

In dieser Welt können Angehörige sehr viel für den pflegebedürftigen Menschen tun. Zeit spielt in diesem Umfeld eine extrem wichtige Rolle. In dem straffen Prozedere geht die Persönlichkeit schon mal verloren. Die Diagnostik, Therapie, Abläufe und das Zusammenspiel der multiprofessionellen Teams stehen im Vordergrund des Sprechens und Handelns. Sie als Angehörige/r können hier den fachlichen Ansprechpartnern aus Medizin, Pflege und Therapie entscheidende Fragen stellen, Informationen einholen und auch für Ihre/n Angehörige/n sprechen. Hier sollten Sie sich klar ausdrücken, auf den Punkt kommen und die entscheidende Gesprächsminute nutzen, so wie in den folgenden Gesprächsbeispielen.

Abgestimmt und nachgefragt

Begleitung

Lena Binz will ihre Mutter bei einer Untersuchung in der Klinik begleiten. Sie nutzt die Gelegenheit, als eine Ärztin und eine Pflegerin beieinanderstehen, und spricht sie an.

Vorbereitung: Sie möchte wissen, ob und wie weit sie ihre Mutter begleiten kann. Sie wird es später mit ihr besprechen.

Wichtige Punkte:
- Angst nehmen
- Ansprechpartnerin sein
- Vertrauen aufbauen

Einstieg: »Ich habe eine Frage zu der MRT-Untersuchung von Frau Binz. Ich bin ihre Tochter. Bin ich da bei Ihnen richtig?«

Klärung: »Meine Mutter hat große Angst vor der Untersuchung. Sie möchte auf keinen Fall in diese Röhre. Ich würde sie gern zu der Untersuchung begleiten, um sie zu beruhigen. Ist das möglich? Ich bereite sie darauf vor, dass ich vor dem Untersuchungsraum auf sie warten muss, da ich selbst nicht mit hinein darf. Wird jemand von Ihnen mit ihr im Raum sein und ihr während der Untersuchung beistehen?«

Ausklang: »Ich wollte mich erkundigen, bevor ich das mit meiner Mutter bespreche. Vielen Dank für Ihre Auskunft.«

Verabschiedung: »Ich werde rechtzeitig zur Untersuchung da sein. Auf Wiedersehen.«

Vorlieben und Eigenheiten mitteilen

Sabine Schillers Mutter muss überraschend in die Klinik. Sie ist 92 Jahre alt und kann selbst nicht mehr gut für sich einstehen. Sabine überreicht der Pflegerin hilfreiche Hinweise für die Pflege und den Umgang mit ihrer Mutter.

Vorbereitung: Sie hat auf einem Merkzettel »Die fünf wichtigsten Dinge« zu ihrer Mutter notiert.

Wichtige Punkte:
- Eine Sprecherin für die Mutter sein
- Den Pflegenden und Ärzten konkrete Hinweise geben
- Einfache Übermittlung und Erinnerung

Einstieg: »Guten Abend, Schwester Kerstin. Ich habe hier ein paar Dinge zu meiner Mutter aufgeschrieben. Es sind wichtige Hinweise für den Umgang mit ihr.«

Klärung: »Sie spricht nur noch wenig, und sie ist auch schwer zu verstehen. Vor Männern hat sie grundsätzlich Angst und wehrt sich vehement. Sie schläft abends im Pflegeheim immer sehr früh ein und ist dafür sehr früh wach. Sie liebt Honig. Vielleicht können Sie ihr damit die eine oder andere Medizin versüßen.«

Ausklang: »Einige Dinge mehr stehen auf meinem Zettel ›Die fünf wichtigsten Dinge‹. Ich lasse ihn für Ihre Unterlagen hier. Vielen Dank, dass Sie das beachten und an Ihr Team weitergeben.«

Verabschiedung: »Ach so, sie reagiert und hört am besten auf den Namen Betty. So wurde sie von ihrer Mutter immer genannt. Vielen Dank, Schwester Kerstin!«

Sorge um die Mutter

Anne Held spricht mit der Hausärztin ihrer Mutter. Sie nimmt zu Hause ihre Tabletten nicht und wirkt auch sonst vergesslich.

Vorbereitung: Anne Held macht sich Sorgen und entscheidet sich für ein persönliches Gespräch mit der Ärztin.

Wichtige Punkte:
- Ärztin ist informiert
- Mutters Gesundheit schützen
- Entlastung für die Tochter

Einstieg: »Danke, Frau Dr. Paul, für das Gespräch, das war mir sehr wichtig.«

Klärung: »Sie kennen meine Mutter schon lange. Ich finde, sie hat sich im Verhalten sehr verändert. Sie nimmt ihre Medikamente gar nicht oder nur unregelmäßig, streitet das aber ab. Ich weiß, wie wichtig es ist, dass sie das Herzmedikament und die Blutdrucktabletten regelmäßig nimmt. Aber mir wird die Verantwortung zu groß, und ich habe Angst um sie. Wie kann ich ihr helfen?«

Ausklang: »Danke für das vertrauliche Gespräch, Frau Dr. Paul. Ich bin froh, dass Sie sich meine Mutter noch mal anschauen werden.«

Verabschiedung: »Ich rufe in der kommenden Woche an. Vielen Dank und auf Wiedersehen.«

Patientenverfügung

Frank Herms Vater liegt in der Klinik und kann nicht mehr für sich selbst sprechen. Sein Arzt hat zu einer Beinamputation geraten. Frank spricht nun mit dem behandelnden Arzt über die Patientenverfügung seines Vaters.

Vorbereitung: Frank Herms weiß, sein Vater hätte einer Amputation nicht zugestimmt und vertritt dies gegenüber dem Arzt.

Wichtige Punkte:
– Wille des Vaters vertreten
– Rechtlich abgesichert sein
– Transparenz für den Arzt

Einstieg: »Mein Vater hat seinen Willen in seiner Patientenverfügung dokumentiert. Ich bitte Sie, das zu beachten.«

Klärung: »Mein Vater war starker Raucher und wusste um die Risiken. Aus diesem Grund hat er das, was ihm in Bezug auf sein Leben, seine Gesundheit und mögliche Therapien wichtig war, niedergeschrieben und zusammen mit seinem Testament notariell beglaubigen lassen.«

Ausklang: »Was kann ich tun, um den Willen meines Vaters beachtet zu wissen und rechtlich abgesichert zu sein?«

Verabschiedung: »Besten Dank für die Aufklärung und die Ethikberatung. Ich bin froh, dass mein Vater diese Situation in seinem Sinne gut vorbereitet hat.«

Heimkehrwunsch

Milly Schröders Mutter möchte nach Hause. Sie will die Klinik verlassen und bittet ihre Tochter darum, mit den Ärzten zu sprechen.

Vorbereitung: Milly Schröder vergewissert sich, dass sie ihre Mutter richtig verstanden hat.

Wichtige Punkte:
– Sofortige Heimkehr
– Welche möglichen Risiken gibt es?
– Was ist zu Hause aus medizinischer Sicht zu beachten?

Einstieg: »Meine Mutter möchte unbedingt nach Hause entlassen werden.«

Klärung: »Am liebsten würde sie heute nach Hause gehen. Wie schätzen Sie das ein? Entstehen dadurch Risiken für sie? Und was sollte sie zu Hause auf jeden Fall beachten?«

Ausklang: »Vielen Dank für die Klärung und die baldige Entlassung. Ich werde mit meiner Mutter alles besprechen und es dann organisieren.«

Verabschiedung: »Auf Wiedersehen.«

Schwierige Wünsche durchsetzen

Ulla Lehns Mutter lebt im Pflegeheim. Sie möchte unter keinen Umständen mehr in ein Krankenhaus und bittet ihre Tochter, dies mit dem Hausarzt zu besprechen.

Vorbereitung: Ulla Lehn hat sich mit ihrer Mutter nochmals abgestimmt und macht einen Termin mit dem Hausarzt.

Wichtige Punkte:
- Mutters Willen kundtun
- Rechtliche Schritte erfragen
- Persönliche Einschätzung des Arztes

Einstieg: »Guten Morgen, Dr. Freund. Meine Mutter hat nachdrücklich geäußert, dass sie eine weitere Einweisung in ein Krankenhaus ablehnt.«

Klärung: »Sie hat mich gebeten, mit Ihnen zu sprechen. Sie lässt fragen, was genau zu tun ist, damit sich jeder an ihren Willen hält. An wen wende ich mich? Und wie ist das genaue schriftliche Vorgehen? Wie schätzen Sie das persönlich ein? Sie kennen meine Mutter ja schon sehr lange. Was raten Sie uns für den Fall, dass es ihr im Heim gesundheitlich plötzlich schlechter geht? Wie können wir uns vorbereiten?«

Ausklang: »Das war kein leichtes, aber ein wichtiges Gespräch. Ich danke Ihnen sehr und werde mit meiner Mutter sprechen.«

Verabschiedung: »Auf Wiedersehen, Herr Dr. Freund.«

Merkhilfe

In vielen Situationen der Pflege sind Sie gefordert, schwierige Gespräche im Namen einer anderen Person zu führen. Sie vertreten deren Widerstand und Zweifel, treffen Absprachen und tragen oft auch Konsequenzen. Für Sie ist dieser Schritt wichtig, denn Sie vertreten die Belange des/r anderen und überbrücken gleichzeitig die Kluft zwischen den unterschiedlichen Meinungen. Sprechen Sie wertschätzend und formulieren Sie Ihre Position klar und deutlich. Sollte Ihr Wunsch nicht berücksichtigt werden können, notieren Sie sich mögliche Alternativen. Verhandeln Sie. Besprechen Sie das Erreichte mit dem Ihnen Anvertrauten. Das stärkt Ihre Vermittlungsposition und gibt Ihnen Sicherheit.

Folgende Formulierungshilfen machen es Ihnen leichter:

- »Ich möchte mit Ihnen im Auftrag meiner/meines ... sprechen.«

- »Mein/Meine ... bittet mich, mit Ihnen über folgendes Thema zu sprechen: ...«

- »Worum geht es genau? Sind noch offene Fragen zu klären? Fehlt Information oder Verständnis vonseiten ...? Sind Unsicherheiten ausgeräumt worden? Wo haben Sie Bedenken? Wie schätzen Sie persönlich das ein?«

- »Diese Schritte trägt er/sie nicht mit. Sie sind für meine/meinen ... nicht möglich.«

- »Sie/Er hat ihre/seine Entscheidung getroffen: Nein. Sie/Er lehnt diese Möglichkeit aus diesen Gründen ab.«

- »Vielen Dank für Ihre ausführliche Beratung. Gern möchten meine/mein ... und ich weiterhin mit Ihnen im Gespräch bleiben, um gemeinsam eine passende Lösung für meine/meinen ... zu finden.«

- »Was raten Sie meiner/meinem …?«

- »Sie/Er bittet Sie, weitere Schritte für sie/ihn vorzuschlagen, damit wir weiterhin im Gespräch bleiben und mit Ihnen gemeinsam eine gute Lösung für sie/ihn … finden können.«

- »Welche Alternativen sind möglich? Welches Risiko besteht Ihrer Meinung nach? Wie kann das Risiko verringert werden? Was können meine/mein …. und ich tun?«

- »Welche Konsequenzen hat diese Entscheidung für meine/meinen …? Was ändert sich danach genau, und welche Maßnahmen müssen wir bedenken?«

- »Welche Konsequenzen hat diese Entscheidung für mich? Welche Schritte kann ich unternehmen, um dieser Verantwortung gerecht zu werden?«

- »Wo kann ich mir Hilfe holen?«

- »An wen kann ich mich wenden?«

- »Würden Sie mir bitte eine/n Ansprechpartner/in nennen, damit ich mich erkundigen kann? Darf ich Sie auch um Ihre Telefonnummer bitten?«

- »Was kann ich meiner/meinem … sagen? Wie sollen wir verbleiben?«

Im Gespräch mit den Medizinischen Diensten der Krankenversicherungen

MDK

In Situationen, in denen die Pflegebedürftigkeit des/der Betroffenen begutachtet wird, in Beratungsgesprächen rund um seine medizinische und pflegerische Versorgung, sind Sie als Angehörige/r ein wichtiger Ansprechpartner. Sie fungieren als Dolmetscher, Botschafter und Sprachrohr für die pflegebedürftigen Eltern, Partner oder Kinder. Häufig übernehmen Sie die Interessensvertretung des Ihnen anvetrauten Menschen. Sie steuern diese sehr wichtigen Gespräche über die zukünftige Versorgungslage Ihrer/s Angehörigen und haben es selbst in der Hand, gut vorbereitet hineinzugehen. Ausreichend fachliche Hilfe im Vorfeld, aber auch während der Gespräche sowie danach in Anspruch zu nehmen, ist wichtig und üblich. Das Wissen fachkundiger Beratungseinrichtungen entlastet Angehörige, denen diese Situation fremd ist, und unterstützt alle Beteiligten bei der vollständigen Gesprächsvorbereitung, sodass eine bedarfsgerechte Versorgung organisiert werden kann.

Auch in diesen Gesprächen wird das Bild des Brückenbauens zwischen den Welten sehr deutlich. Wer spricht mit wem? Wer hat das Sagen? Wessen Meinung zählt? Was ist persönliches Empfinden und was objektive Realität? Wer fragt? Wer antwortet? Daten, Fakten und Kosten stehen gleichermaßen im Fokus Ihrer Gespräche wie die Würde, die Menschlichkeit und die Individualität des pflegebedürftigen Menschen.

Die folgenden beispielhaften Skizzen geben Ihnen Hilfestellung bei den kommenden Gesprächen.

Hingehört und nachgefragt

Furcht vor Formalitäten

Klara Eul hat einen Antrag zur Begutachtung des Pflegeaufwands ihrer Mutter gestellt. Sie hat Bedenken zu den vielen Formalitäten.

Vorbereitung: Sie sorgt sich, weil der Antrag sehr kompliziert ist und sie die Abläufe nicht versteht. Sie will dies gleich zu Beginn ansprechen.

Wichtige Punkte:
- Eigene Orientierung
- Erreichbare Ansprechpartner
- Wichtige Fristen

Einstieg: »Für mich sind all diese Formalitäten neu und fremd.«

Klärung: »Ich möchte sicher sein, wie ich richtig vorgehe. Orientierung ist mir wichtig, damit ich alle erforderlichen Anträge und Nachweise rechtzeitig einreiche. Wen kann ich wie und wann erreichen, falls ich Fragen habe oder unsicher bin?«

Ausklang: »Gut, die schriftlichen Informationen und die Kontaktdaten beruhigen mich. Ich lese alles später noch mal durch und melde mich gegebenenfalls bei Ihnen.«

Verabschiedung: »Sie haben mir viel Mut gemacht, besten Dank für die Geduld. Auf Wiedersehen.«

Alternative Therapien

Merle Mellers Mutter fragt den Gutachter des Medizinischen Dienstes nach der Förderung von alternativen Therapien für ihre Tochter.

Vorbereitung: Sie erfragt mögliche Kostenübernahmen der Krankenkasse für begleitende Therapien.

Wichtige Punkte:
- Wunsch der Tochter unterstützen
- Finanzierung erfragen
- Offen bleiben für Neues

Einstieg: »Welche begleitenden und alternativen Therapien würde die Krankenkasse für meine Tochter übernehmen?«

Klärung: »Merle war bereits vor dem Unfall an alternativen Heilmethoden interessiert und sehr ernährungsbewusst. Yoga war ein wichtiger Teil in ihrem Leben. Unterstützend zu den schulmedizinischen Therapien und Maßnahmen würde sie sich gern an ihrer Reha eigenverantwortlich beteiligen.«

Ausklang: »Sie braucht das Gefühl, selbst etwas tun zu können.

Verabschiedung: »Danke für das offene und informative Gespräch, Frau Seemann.«

Merkhilfe

Im Verlauf des Gesprächs mit dem Medizinischen Dienst der Krankenversicherungen sind viele Informationen und zahlreiche Fragen wichtig. Diese stellen und beantworten Sie, und diese richten sich ebenso an den/die zu Pflegende/n. Gute Vorbereitung und persönliche Unterstützung durch Fachpersonal sind für Sie und die Ihnen anvertraute Person wichtig. Besprechen Sie dieses Gespräch zu Hause schon vorab und holen Sie fachliches Wissen ein. Klären Sie die Inhalte ruhig und sachlich. Fragen Sie bei offenen Punkten während des Besuchs des Mitarbeiters oder der Mitarbeiterin nach. Folgende Formulierungshilfen machen es Ihnen leichter:

- »Zu unserem Gespräch heute habe ich … hinzugebeten. Herr/Frau … ist Betreuer/Pflegerin/Mitarbeiter des Sozialdienstes/… und kennt meine/meinen … sehr gut. Darf ich Sie einander vorstellen?«

- »Wir haben einen Medikamente-, Arzt- und Therapieplan erstellt und die Personen, die meine/meinen … pflegen, aufgeschrieben. Zusätzlich verwenden wir bereits folgende Pflegehilfsmittel …«

- »Darf ich Ihnen noch die Räumlichkeiten zeigen, die für die Beweglichkeit meiner/meines … wichtig sind, die aber die Pflege erschweren?«

- »Wir haben ein ausführliches Pflegetagebuch geführt. Es zeigt Ihnen detailliert, was geht und was nicht.«

- »Gern möchte ich Ihnen hierzu noch weitere Auskunft geben. Im Gespräch hatten wir hierzu bislang noch keine Zeit gehabt. Mir scheint es sehr wichtig für die Beurteilung unserer individuellen Situation.«

- »Wir brauchen auch einige Pflegehilfsmittel. Diese möchte ich Ihnen noch nennen …«

- »Zwei weitere Punkte würde ich Ihnen gern im Vier-Augen-Gespräch mitteilen. Darf ich Sie kurz nach nebenan bitten?«

- »Wir haben uns für eine Pflege zu Hause/zusammen mit dem ambulaten Pflegedienst/im Heim entschieden. Was kann ich dafür beanspruchen?«

- »Bitte senden Sie mir zusätzlich zu Ihrer Beurteilung auch Ihr Pflegegutachten zu, damit ich Ihre Einstufung nachvollziehen kann. Wann wird das ungefähr sein? Vielen Dank.«

Unterschiedliche Wahrnehmung

Walter Schwarz erzählt der Gutachterin, dass er bei der Körperwäsche kaum Hilfe braucht. Viola Schwarz, seine Tochter, berichtet von der Realität des Alltags.

Vorbereitung: Viola Schwarz ergänzt die Erzählungen des Vaters um wichtige Tatsachen für die Bewertung des Pflegeaufwands.
Wichtige Punkte:
- Korrektur der Aufwandsbeschreibung
- Den Vater nicht beschämen
- Schwankungen deutlich machen

Einstieg: »Ich möchte das, was mein Vater berichtet, gern ergänzen.«
Klärung: »Wir haben ein Pflegetagebuch geführt. Es ist gut, wenn jemand bei Papa dabei steht und ihm alles bereitstellt, was er zum Zähneputzen und Rasieren braucht. Den Oberkörper vorn und das

Gesicht schafft er gut allein. Für die weitere Körperpflege braucht er aber Unterstützung.«

Ausklang: »Miteinander klappt das immer wieder sehr gut. Papa erinnert sich auch rasch, wenn man ihm zeigt, was als Nächstes zu tun ist.«

Verabschiedung: »Vielen Dank für das Gespräch, Herr Kullmann.«

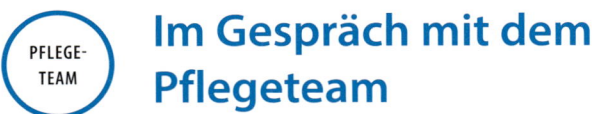

Im Gespräch mit dem Pflegeteam

Sobald Sie als Angehörige/r mit Pflegenden und Pflegeteams einen guten Austausch kultivieren und wertschätzende Begegnungen stattfinden, ist dies für den pflegebedürftigen Menschen sehr wertvoll. Jede Information aus seinem Alltag, seine Werte, Rituale und Gewohnheiten sollen in die Planung der Pflege einfließen. Das Familienleben, die Kindheitserinnerungen, die Heimat, Schicksalsmomente sowie körperliche, geistige und seelische Erkrankungen sind von Bedeutung. Ein wertschätzender und aktiver Dialog zwischen Töchtern, Söhnen, Lebenspartnern und Pflegenden baut eine Brücke und hier beginnt bereits die Pflege. Ihre Erwartungen als Angehörige/r an die Pflegenden sind extrem hoch und dulden zumeist wenig Spielraum, denn das Liebste geben Sie ja (nicht freiwillig) in fremde Hände. Ihren Eltern verdanken Sie Ihr eigenes Dasein. Ihr Partner und Ihre Kinder sind Teil Ihres eigenen Lebens. Machen Sie sich bewusst, dass Pflegende damit arbeiten müssen, wie der pflegebedürftige Mensch sich zeigt und was er anbietet. Ein pflegebetroffener Mensch ist mündig und behält seinen freien Willen.

Es ist völlig verständlich und natürlich, dass Sie sich für die Belange und Bedürfnisse eines nahestehenden pflegebedürftigen Menschen einsetzen und sie einfordern. Je mehr Vertrauen und Respekt jedoch in der gegenseitigen Kommunikation mitschwingt, umso besser können Sie später weiterleben, nachdem Ihr/e pflegebedürftige/r Angehörige/r dieses Leben verlassen hat.

In den folgenden Gesprächsbeispielen finden Sie Anregungen, wie solch eine respektvolle Kommunikation funktionieren kann.

Persönliches Wissen weitergeben

Von Gewohnheiten und Vorlieben erzählen
Nathalie Vetters hochbetagte Mutter ist in ein Seniorenheim gezogen. Nathalie Vetter spricht mit einer Pflegerin, die viele Fragen zu den Gewohnheiten der Mutter stellt.

Vorbereitung: Nathalie Vetter erinnert sich an die Lebensgewohnheiten ihrer Mutter und gibt sie an die Pflegerin weiter.

Wichtige Punkte:
- Schlaf- und Essgewohnheiten
- Weibliche Pflegerin
- Persönliche Nähe und Ansprache

Einstieg: »Meine Mutter ist eine Genießerin. Alles, was hektisch ist, findet sie schrecklich.«

Klärung: »Sie ist eine Langschläferin. Sie hat es immer geliebt, den Tag langsam zu beginnen und am Nachmittag eine Stunde zu ruhen. Sie hatte ihr Bett zu Hause an der Wand stehen, sodass sie immer zur rechten Bettseite aufstand. Für warme Füße trägt sie in der Nacht gern Socken. Sie liebt alles, was süß ist, und hat gern gebacken. Mit schwarzem Kaffee kann man sie aus dem Bett locken. Fleisch isst sie gern, verträgt es aber nicht mehr so gut. Fisch mag sie auch. Sie möchte nur von einer weiblichen Pflegerin gewaschen werden. Mit Männern hat sie in ihrem Leben ein paar ungute Erfahrungen gemacht. Ich würde ihr im Alter mehr Sicherheit wünschen.«

Ausklang: »Ihre Mutter nannte sie Leni, als sie ein kleines Mädchen war. Wenn sie nicht auf ihren Nachnamen reagiert, hilft es manchmal, sie mit ihrem Mädchennamen anzusprechen.«

Verabschiedung: »Vielen Dank, Frau Fischer, für den sehr persönlichen Austausch.«

Merkhilfe

Professionell Pflegende stehen ihren Anvertrauten sehr nah und halten gleichzeitig professionelle Distanz. Kennen sie das Leben ihres zu betreuenden Menschen besser, hilft das Ihnen, Ihrer/m zu Pflegenden und den Mitarbeiterinnen und Mitarbeitern des Pflegeteams gleichermaßen. Was können Sie tun, um die Intimsphäre Ihrer/s pflegebedürftigen Angehörigen zu schützen und gleichzeitig seinen/ihren Lebensweg und seine/ihre Überzeugungen zu vermitteln? Vieles ensteht im gemeinsamen Gespräch. Formulieren Sie Ihr Wissen persönlich, und sprechen Sie auch Schwierigkeiten konkret an. Notieren Sie, welche Handlungen gut und welche als verbesserungsbedürftig beschrieben werden. Besprechen Sie das mit allen Beteiligten. Folgende Formulierungshilfen machen es Ihnen leichter:

- »Meine/Mein ... beruhigt sich rascher, wenn Sie klassische Musik anmachen.«

- »Wenn meine/mein ... aufwacht, braucht es immer ein bisschen. Lassen Sie ihr/ihm Zeit. Sie/Er ist Langschläfer.«

- »Die Lieblingbürste meiner/meines ... habe ich Ihnen schon bereitgelegt. Die ist sehr sanft und erinnert sie/ihn immer an die Kindheit im Frisörgeschäft der Eltern.«

- »Fragen Sie meine/meinen ... bitte, ob es ihr/ihm so recht ist. Sie/Er entscheidet selbst darüber, wie sie/er das möchte.«

- »Würden Sie bitte auf die wunde Stelle am Rücken achten. Meine/Mein ... hat starke Schmerzen und bittet Sie, dort besonders vorsichtig zu sein, damit die Stelle rasch heilt.«

- »Das ist eine ganz alte Verletzung, die nun wieder Ärger macht. Ich brauche Ihre Hilfe, was können wir tun?«

- »Meine/Mein ... lächelt immer, wenn sie/er Sie sieht. Ich glaube, sie/er freut sich, dass Sie zu ihr/ihm kommen!«

- »Wissen Sie, ich bin sehr froh, dass Sie bei uns sind, und meiner/meinem … geht es sehr gut, seit Sie zu uns kommen.«

- »Die letzten Tage hat das irgendwie nicht funktioniert. Was können wir da machen? Was schlagen Sie vor?«

- »In vielen Fällen bin ich Ihrer Meinung. Aber in diesem Fall bin ich das ganz und gar nicht. Bitte respektieren Sie die Entscheidung meiner/meines …. und handeln Sie entsprechend.«

- »Darf ich Ihnen diesen Zettel geben? Darauf habe ich Ihnen ›Die fünf wichtigsten Dinge‹ aufgeschrieben. So lernen Sie meine/meinen … rasch besser kennen.«

Meinungsverschiedenheiten unter Geschwistern

Emma Friedrich lebt im Pflegeheim. Ihre beiden Töchter Franka und Leila sind des Öfteren unterschiedlicher Meinung, was immer wieder zu Unmut und Missverständnissen im Pflegeteam und bei der Mutter führt. Franka und Leila sprechen darüber mit der Wohnbereichsleiterin Anna Heller.

Vorbereitung: Die Schwestern haben sich besprochen und abgestimmt. Sie sind bemüht, die jeweils eigene Sichtweise zugunsten der Mutter und des Pflegeteams besser abzustimmen.

Wichtige Punkte:
- Mehr gegenseitige Wertschätzung
- Etwas emotionale Zurückhaltung
- Der Mutter mehr Entscheidungsfreiheit lassen

Einstieg: »Vielen Dank, Frau Heller, für dieses Zusammenkommen. Uns ist bewusst, dass wir unsere Meinungsverschiedenheiten nicht im Rahmen der Pflege unserer Mutter austragen sollten.«

Klärung: »Wir haben ein sehr unterschiedliches Verhältnis zu unserer Mutter und leben völlig unterschiedlich. Da wir beide regelmäßig kommen und uns dann zu Essen, Kleidung, Unternehmungen usw. äußern, hören die Pflegerinnen hier immer verschiedene Wünsche und Bedürfnisse. Wir werden uns in Zukunft bemühen, unsere jeweilige Kritik erst einmal untereinander abzustimmen.«

Ausklang: »Möglicherweise kann unsere Mutter auch mehr Entscheidungen selbst treffen, als wir meinen. Wir möchten sie daher in ihrer Selbstbestimmung mehr unterstützen.«

Verabschiedung: »Danke, Frau Heller, für die Geduld und den Ausgleich, den Ihr Team immer wieder anbietet.«

Kritik an der Pflege äußern

Clary Sander ist im Gespräch mit einer Pflegerin. Die Versorgung der pflegebedürftigen Mutter wirkt auf sie unpersönlich und oberflächlich.

Vorbereitung: Sie ist der Meinung, dass bei der Pflege ihrer Mutter das Persönliche zu kurz kommt. Sie will ihre Beobachtungen bei der Pflegerin ansprechen und ihr bewusst machen, wie deren Umgang mit der Mutter von außen wirkt.

Wichtige Punkte:
– Satt und sauber reicht nicht
– Einfühlungsvermögen
– Berührungen

Einstieg: »Ich möchte Ihnen gern schildern, was ich sehe, wenn ich bei der Pflege meiner Mutter dazukomme.«

Klärung: »Wenn Sie meine Mutter betten und sie umziehen, wirkt das routiniert und geübt. Was mir fehlt, ist die persönliche Zuwendung durch Kommunikation und achtsamere Berührungen. Sie sprechen kaum mit ihr und Ihr Gruß fällt knapp und oberflächlich aus. Meine Mutter ist sehr alt. Sie wird sich vielleicht nicht mehr viel wehren, aber bestimmt ist sie sehr empfänglich und dankbar für einen Blickkontakt, langsamere Bewegungen und mehr Präsenz von den Menschen, die gerade bei ihr sind.«

Ausklang: »Danke für etwas mehr Aufmerksamkeit, auch wenn die Zeit knapp ist.«

Verabschiedung: »Danke, dass ich Ihnen das so sagen kann und darf.«

Eine neue Pflegerin

Elisabeth Kühns Eltern werden unter der Woche in einer Tagespflege betreut. Sie spricht mit der Leiterin der Tagesstätte. Es geht darum, dass ihre Eltern mit einer neuen Pflegerin nicht zurechtkommen.

Vorbereitung: Nach mehreren Gesprächen wendet sie sich nun direkt an die Leiterin.

Wichtige Punkte:
– Werte der Eltern
– Grenzen setzen
– Vertrauen bilden

Einstieg: »Guten Tag, Frau Reimann. Es geht heute darum, dass sich meine Eltern hier nicht mehr so wohl fühlen.«

Klärung: »Es gibt wohl neue Mitarbeiterinnen im Team, die meinen Eltern noch fremd sind, und sie tun sich schwer. Insbesondere mit einer jungen Frau werden sie nicht warm. Sie duzt meine Eltern und spricht sie mit Vornamen an. Außerdem hat sie sich nicht vorgestellt. Sie spricht laut, und meine Eltern beschweren sich zu Hause oft über sie. So empfindlich kenne ich meine Eltern nicht, und ich wünsche mir, dass sie weiterhin gern hierherkommen.«

Ausklang: »Vielleicht können Sie das rasch aufklären. Ich fand es wichtig, Ihnen diese Rückmeldung zu geben.«

Verabschiedung: »Danke für Ihr Verständnis, Frau Reimann.«

Sterbebegleitung

Franz Wagner spricht mit der Einrichtungsleiterin und dem Pflegedienstleiter über eine wichtige Entscheidung seiner Frau, die in diesem Haus gepflegt wird.

Vorbereitung: Seine Frau weiß um den Gesprächstermin. Franz Wagner hat sich nochmals versichert, dass er ihren Wunsch und ihren Willen richtig verstanden hat.

Wichtige Punkte:
– Den Willen der Ehefrau weitergeben
– Formalitäten erfragen
– Mögliche Sterbebegleitung im Haus

Einstieg: »Danke für Ihre Zeit. Das Gespräch ist schwer für mich.«

Klärung: »Sie wissen um die Erkrankung meiner Frau. Sie hat entschieden, dass sie nicht mehr in ein Krankenhaus will. Sie ist sich der Tragweite ihrer Entscheidung bewusst. Nun hat sie mich gebeten, dies als Erstes Ihnen anzuvertrauen. Sie wird dann mit Frau Dr. Glinze sprechen. Ich persönlich möchte fragen, wie sich eine Sterbebegleitung hier im Hause gestaltet und wie ich mich darauf vorbereiten kann. Ich würde gern mit jemandem darüber sprechen.«

Ausklang: »Bitte lassen Sie mich wissen, welche Formalitäten jetzt wichtig sind. Danke für Ihre Diskretion.«

Verabschiedung: »Auf Wiedersehen.«

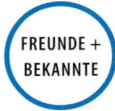

Im Gespräch mit Freunden und Bekannten

Die Zeit, in der ein nahestehender Mensch Hilfe zum Leben braucht und möglicherweise das gemeinsame Leben verlassen wird, ist eine schicksalhafte und eine »heilige« Zeit.

Indem man sich die Vergänglichkeit des Daseins bewusst macht, eröffnet man sich und dem anderen einen Raum, um Abschied zu nehmen, versöhnliche Zuneigung und bedingungslose Liebe zu zeigen. Diese Zeit ist besonders, denn sie lässt sich nicht wiederholen. Jeder Mensch erlebt sie irgendwann, denn sie ist ein Teil des Lebens, so wie die Geburt. Sie fragt nicht nach Kraft, Bereitschaft oder Einverständnis. Diese Zeit kommt, und dann ist sie da.

Sie können sie nutzen oder auch nicht. Freunde, Gleichgesinnte, Weggefährten, Bekannte oder zugewandte Nachbarn bieten Ihnen in dieser Zeit immer wieder eine Gelegenheit für ein vertrautes Miteinander. Sie teilen mit Ihnen den Geist der Freiheit, der Hilfsbereitschaft, der Achtsamkeit, der Freundschaft und der gemeinsamen Erfahrungen. All dies ist für Sie und Ihre Lebenssituation Gold wert. Schöpfen Sie reichlich daraus! Irgendwann werden mit großer Wahrscheinlichkeit Sie für jemand anderen Gold wert sein, der »von dieser Zeit« besucht wird. Dann wissen Sie, wie gut es tut, einfach so Ermutigung und Trost zu bekommen, und dennoch das eigene Leben achten und leben zu können.

Die folgenden Szenen liefern Ihnen Inspirationen dafür.

Erkannt und in Worte gefasst

Freundschaft trotz Pflege

Lilli Bester spricht mit Kathleen Lange, ihrer besten Freundin, über die gemeinsame Freundschaft und über die Pflegesituation von Lilli Besters Mutter bei sich zu Hause.

Vorbereitung: Lilli Bester will ihre Mutter bei sich zu Hause pflegen, aber dennoch mit ihrer Freundin im vertrauten Kontakt bleiben.

Wichtige Punkte:
- Das hohe Alter der Mutter würdigen
- Freundschaft ruhen lassen, jedoch nicht verlieren
- Sich selbst Mut zusprechen

Einstieg: »Kathleen, ich habe mich entschieden, Mama bei mir zu Hause zu pflegen. Unsere Freundschaft ist mir ebenso wichtig.«

Klärung: »Ich denke, dass ich erst einmal weniger Zeit für gemeinsame Unternehmungen haben werde. Ich will Mama mehr Zeit widmen und diese auch bewusst gestalten. Ich wäre aber sehr froh, wenn wir uns auch weiterhin zum Austausch und Klönen zusammenfinden – gern auch bei mir zu Hause. Mir tut eine Ablenkung oder Aufmunterung zwischendurch bestimmt gut, auch wenn ich gern für meine Mutter da bin.«

Ausklang: »Ich glaube, ich habe eine gute Entscheidung getroffen, und bin froh, dass ich sie dir anvertrauen kann. Das beruhigt mich.«

Verabschiedung: »Lieben Dank, Kathleen, dass du da bist und für unsere Freundschaft.«

Von Erfahrungen profitieren

Bella Bertram spricht eine Arbeitskollegin an, die ihren Vater gepflegt hat. Sie fragt nach Erfahrungen mit einer Tagespflege.

Vorbereitung: Sie überlegt, ob für die Pflege ihres Mannes Michael eine Tagesstätte infrage kommt.

Wichtige Punkte:
- Vertrauenswürdigkeit
- Variable Zeiten
- Entspannung für alle

Einstieg: »Frieda, ich überlege, ob ich mir für Michael eine Tagespflege anschaue. Hast du Erfahrung damit?«

Klärung: »Michaels Pflege wird intensiver, und er kam selbst auf die Idee, zwei-, dreimal in der Woche in eine Tagespflege zu gehen, wo er am Tag gut versorgt ist. Mir ist es wichtig, mit jemandem zu sprechen, der Erfahrung hat und eine Empfehlung aussprechen kann.«

Ausklang: »Es wäre für uns beide eine gute Entspannung, und die Abende und Nächte können wir zusammen sein. Das geht immer noch ganz gut, und das will ich so lange wie möglich genießen.«

Verabschiedung: »Gut, wenn man jemanden hat, der sich ein bisschen auskennt. Lieben Dank für den Tipp, Frieda!«

Grundlegende Entscheidung

Franziska Müller erzählt einer engen Freundin von ihrer Erschöpfung und Überforderung mit der intensiven Pflege ihrer älteren Schwester.

Vorbereitung: Franziska Müller muss eine grundlegende Entscheidung treffen und vertraut sich einer Freundin an.

Wichtige Punkte:
- Aussprechen, was so sehr belastet
- Für sich Sorge tragen
- Das Denken und Fühlen sortieren

Einstieg: »Diana, ich bin sehr verzweifelt. Ich bin extrem gereizt und nur noch müde.«

Klärung: »Meine Schwester ist sehr fordernd und braucht sehr viel Aufmerksamkeit. Sie ist bettlägerig und beschäftigt mich rund um die Uhr. Ehrlich gesagt ertrage ich das alles nicht mehr und fühle mich so schlecht dabei, wenn ich das sage. Ich kann mein Versprechen, das ich ihr vor 15 Jahren gegeben habe, nicht mehr halten und fühle mich selbst krank.«

Ausklang: »Ich musste mit jemandem sprechen. Ich brauche Hilfe, Diana. Was kann ich nur machen?«

Verabschiedung: »Erst einmal danke fürs Zuhören. Jetzt ist es raus, und ich informiere mich, wie es weitergehen kann.«

Pflegeauszeit

Liesel Zieger pflegt ihren Vater liebevoll zu Hause und erzählt Steffi Mainz, einer Arbeitskollegin, ganz begeistert davon, dass sie und ihr Vater sich beide eine Auszeit gönnen können.

Vorbereitung: Liesel Zieger plant eine verdiente Erholungsphase mit allerbestem Pflegegewissen für ihren Vater.

Wichtige Punkte:
- Vater in der Nähe
- Selbst umsorgt werden
- Der eigenen Familie geht es gut

Einstieg: »Der Familiensinn und -zusammenhalt ist bei uns sehr groß.«

Klärung: »Wie schön ist das, dass ich mich erholen kann und mein Vater am selben Ort die ihm gebührende Pflege bekommt. So bin ich beruhigt und gönne mir für meine Gesundheit ein paar erholsame Tage.«

Ausklang: »Der Urlaub ist genehmigt. Danke, dass du dich mit mir freust!«

Verabschiedung: »Die Pflege von Vater ist für uns ein freiwilliges Muss, und doch tut es gut, auch für sich selbst sorgen zu dürfen. Tschüss, Steffi.«

Merkhilfe

Ihr Leben geht weiter, während Sie sich um Ihre pflegebedürftigen Angehörigen kümmern. Wenn Sie merken, dass Sie selbst eine Auszeit brauchen, sei es, um sich behandeln zu lassen oder um neue Kräfte zu tanken, steht eine Enscheidung an: Wer versorgt den Ihnen anvertrauten Menschen, während Sie nicht da sind? Für Sie ist dieser Schritt wichtig, denn Sie brauchen die Möglichkeit, sich unbesorgt wichtigen eigenen Dingen widmen zu können. Freunde und Bekannte kennen Sie und Ihre Situation genau und können hier oftmals weiterhelfen. Sprechen Sie sie direkt an. Profitieren Sie von deren Wissen und Erfahrungen und notieren Sie, welche Wege oder Alternativen sie Ihnen nennen. Das entlastet Sie und gibt Ihnen persönliche Freiheit. Folgende Formulierungshilfen machen es Ihnen leichter:

– »Ich brauche dringend eine Auszeit. Du hast doch auch deine Mutter gepflegt, wie habt ihr das damals gemacht? Kannst du mir Stellen nennen, an die ich mich wenden kann?«

– »Was genau muss ich beachten, wenn ich einen Antrag auf Kostenübernahme ausfülle? Kannst du mir mit deinen eigenen Erfahrungen weiterhelfen?«

– »Kommst du morgen um sieben Uhr? Dann ist die Morgenpflege durch und ich kann mich noch verabschieden und dir alles gut übergeben.«

– »Warum will meine/mein … nicht verstehen, dass ich ins Krankenhaus muss, um operiert zu werden? Du kennst meine/meinen … doch sehr gut. Würdest du mal mit ihr/ihm sprechen? Auf dich hört sie/er!«

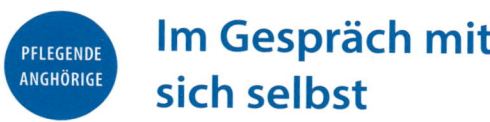

Im Gespräch mit sich selbst

Einige Menschen führen Selbstgespräche, allerdings wohl eher unbewusst. Hier gebe ich diesen Dialogen bewusst einen eigenen Raum. Denn diese inneren Gespräche sind der Ursprung von allem, was man später nach außen geben wird. Es ist gut, wenn man vieles von dem, was sich in einem bewegt, beachtet und betrachtet. Was ist das genau? Was klopft da an und was raubt einem womöglich den Schlaf?

Verabreden Sie sich sozusagen mit sich selbst und sagen Sie: »Hey, erzähl mal. Was ist los?« Dann hören Sie sich zu und finden innerlich bereits erste Schritte zur Klärung, Lösungsansätze oder treffen sogar eine Entscheidung. Ihr Inneres ist ein geschützter Raum und bleibt es auch. Erst wenn Sie Ihr Inneres durch Worte und Gesten preisgeben, zieht es in die Welt hinaus und entzieht sich dann Ihrer Kontrolle. Es lohnt sich also, wenn Sie sich mal mit sich selbst treffen.

Erlebt und neu entschieden

Familienschlichtung

Viola Schwarz, Walter Schwarz' Tochter, ist ratlos und deshalb im intensiven inneren Dialog. Zu vieles ist in Unordnung geraten, der Familienfrieden wankt mehr und mehr. Sie macht sich Gedanken zu einer möglichen rechtlichen Beratung oder familiären Schlichtung. Zunächst versucht sie, ihre Gedanken und Emotionen zu sortieren, und erinnert sich dann einen guten Freund, der als Mediator arbeitet.

Vorbereitung: Es gibt zunehmend massive Unstimmigkeiten unter den Geschwistern, was die Pflege des Vaters betrifft. Viola Schwarz braucht eine neutrale Sicht auf die gesamte Situation.

Bewegende Punkte:
- Klarheit gewinnen
- Emotionen in den Griff bekommen
- Den Vater nicht zum Objekt machen

Einstieg: »Hilfreich wäre jemand, der Erfahrung mit Familiensituationen hat, in denen es nur noch darum geht, gegenseitig Schuldzuweisungen zu geben und Recht haben zu wollen.«

Klärung: »Bei so vielen Geschwistern will jeder mitreden. Die Emotionen kochen hoch, und ein sachliches Gespräch ist derzeit nicht mehr möglich. Wo und wie könnte ich mich kundig machen und Hilfe einholen, sodass im Sinne des Vaters gute Entscheidungen gefunden werden können?«

Ausklang: »Es ist schlimm, wenn die Eltern sterben und die Familie daran zerbricht. Ich brauche jemanden, der die gesamte Situation mit einem klaren Kopf betrachtet und eine Einigung möglich macht.«

Verabschiedung: »Ich frage Frank. Der kann uns als Mediator vielleicht weiterhelfen und weiß, an wen wir uns wenden können.«

Dankbarkeit

Gloria Keller fühlt sich innerlich befreit. Sie denkt an die besonderen Begegnungen mit ihrem hochbetagten Vater, den sie betreut und in dieser Lebenszeit begleitet.

Vorbereitung: Sie genießt diese etwas stilleren Gespräche mit dem Vater.

Bewegende Punkte:
- Das Wissen um gemeinsame Erfahrungen
- Stille Dankbarkeit
- Anerkennung und Würdigung der Eltern

Einstieg: »Es kommt mir selbst etwas seltsam vor, aber diese Zeit mit meinem Vater möchte ich in meinem Leben nicht missen.«

Klärung: »Er versteht nicht mehr alles, ist dafür aber viel gefühlvoller als früher. Ich lerne eine ganz neue Seite an ihm kennen. Wir lachen auch viel über irgendeinen Blödsinn, und ich kann mich mit so mancher schwierigen Situation von früher aussöhnen.«

Ausklang: »Ich bin dankbar für diese Momente mit Tiefgang mit meinem Papa. Später werde ich mich gern daran erinnern – auch wenn es manchmal schwer ist.«

Verabschiedung: »Ein Dank geht auch an mich selbst für diese schönen und vertrauensvollen Begegnungen.«

Selbsterkenntnis

Denise Traber ist erleichtert. Sie hat rechtzeitig erkannt, dass sie sich im Strudel aller Erwartungen zu sehr aufreibt. Sie wollte alle Klischees der guten Tochter erfüllen, die ihre Eltern hingebungsvoll pflegt. Sie schreibt sich alles von der Seele – in ihr ganz persönliches Tagebuch.

Vorbereitung: Die Erkenntnis war nicht ganz einfach für sie.

Bewegende Punkte:

- Scham
- Erwartungen erfüllen wollen
- Eigene Interessen zurückgestellt

Einstieg: »Das ist hart, wenn man erkennt, dass man vieles selbst in der Hand hat und für alle da ist, nur nicht für sich selbst.«

Klärung: »Mein Alltag bestand aus Pflichterfüllung, Funktionieren und Moral. Das gibt es heute immer noch, aber auf meinem Terminkalender stehen auch regelmäßig Dinge wie Theater, Sport, Freundschaften und Urlaub. Ich habe ein Fernstudium für ›Happiness‹ und positive Psychologie begonnen. Das ist gut – ich probiere alles aus und fühle mich endlich wieder lebendig.«

Ausklang: »Es ist, als habe ich mich einfach kurz verlaufen. Nun habe ich es erkannt, treffe neue Entscheidungen und bleibe dennoch der Pflege meiner Eltern treu.«

Verabschiedung: »Danke, dass ich mich nicht vergessen und auch nicht verloren habe.«

Abschied

Sandra Beilers Eltern sind im Abstand weniger Jahre gestorben. Was bleibt, sind Bilder der Zuneigung und des innigen Dialogs mit beiden.

Vorbereitung: In ihr formen sich immer wieder mal Bilder, erinnernde Begegnungen mit ihren Eltern.

Bewegende Punkte:
- Erinnerungen
- Frage und Antwort
- Charakterstärken und Talente

Einstieg: »Ich liebe diese stillen, oft spontan auftauchenden Bilder und Minidialoge mit den beiden.«

Klärung: »Im alltäglichen Leben, bei Entscheidungen, beim Einkaufen, beim Gärtnern, bei Prüfungen, beim Kochen oder an Festtagen stelle ich mir öfter die Frage: Wie fände Mama das? Was würde Papa dazu sagen? Und immer taucht ein Lächeln, ein Wort oder eine vertraute Geste in mir auf. Real? Keine Ahnung. Aber wunderschön!«

Ausklang: »Meine inneren Bilder zeigen meine innere Welt. Von hier aus schöpfe ich alle Kommunikation, die ich nach außen trage, und so achte ich auf gute Stimmung mit mir und in mir.«

Verabschiedung: »Danke Mama. Danke Papa. Danke Sandra.«

Nachwort

Wer sich mit der Pflege auseinandersetzt, erkennt rasch, dass hier die Liebe zum Menschen, zum Leben und die Angst vor dem Tod aufeinandertreffen. Neben der alltäglichen Versorgung der Grundbedürfnisse des/der zu Pflegenden geht es immer auch um Würde und um den einen, vielleicht allerletzten persönlichen Moment. Nie werden sich bei all den unterschiedlichen Schicksalen und Persönlichkeiten, die von Pflege betroffen sind, die Erfahrungen genau gleichen, und doch haben sie diesen einen gemeinsamen Kern.

Ich habe versucht, einigen der unendlich vielen Pflegegeschichten ein Gesicht, einen Namen zu geben, wohlwissend, dass auch dieses Buch nur ein unvollständiger Einblick sein kann. Millionen von Menschen sind von Pflegebedürftigkeit betroffen, aber viel zu wenige sprechen öffentlich davon. Die dazugehörigen Familien erleben oft Zeiten voller Kummer und enormer Verantwortung. Viel zu oft werden sie mit ihrer Ratlosigkeit und Trauer allein gelassen. All dies habe auch ich persönlich erlebt und hoffe nun, dass dieser Ratgeber Ihnen rechtzeitig Türen öffnen und Zutrauen geben kann, wenn es um die Pflege geht. Nutzen Sie die hier versammelten Impulse, um selbst aktiv zu werden oder auch aktiv und selbstbestimmt zu bleiben.

Auch in der Gesellschaft und im Arbeitsleben fördert eine offene und wertschätzende Kommunikation die Menschlichkeit. Denn ich kann mir meinen Umgang mit anderen, meine Art, mit ihnen zu sprechen, bewusst machen. So entwickle ich mehr Achtsamkeit – auf ganz unterschiedlichen Ebenen: für mich selbst und meine Bedürfnisse und für Ansprechpartner aus den anderen Pflegewelten. Durch dieses Bewusstsein und den daraus folgenden Respekt wird vieles leichter – für alle Beteiligten. In diesem Buch habe ich Sie mitgenommen auf eine Reise durch die Welten des Menschseins. Mit guten Begegnungen zwischen Menschen, ob in Worten oder Gesten, kehrt Leben in den Geist und in die Herzen ein. Wenn das Leben geht, zeigt sich ein anderes Licht. Das Helle im Außen wird zu einem inneren Leuchten, das jeder Mensch in sich trägt.

Service-Teil

mit Merkzetteln zum Kopieren, Internet-Adressen von Anlaufstellen in der Pflege, weiteren Informationen und einem Literaturverzeichnis zur Pflege.

Merkzettel

Merkzettel für das Gespräch zum Pflegegutachten mit dem Medizinischen Dienst der gesetzlichen Krankenversicherungen (MDK) oder dem Medizinischen Dienst der privaten Krankenversicherungen (MEDICPROOF)

Die Vorbereitung:

Antrag auf Pflegeleistung, gestellt am: _____

bei wem: _____

Pflegeberatung erhalten am: _____

durch: _____

Hausbesuch des Medizinischen Dienstes

am: _____ Uhrzeit: _____

Gutachter/in: _____

Liegt ein Pflegetagebuch (mit Art und Umfang der Einschränkungen)

vor?   Ja ☐   Nein ☐   Begonnen am: _____

Folgende Personen sind an der Pflege beteiligt:

Name: _____

Adresse: _____

Kontakt: _____

Von wann bis wann: _____

Name: _____

Adresse: _____

Kontakt: _____

Von wann bis wann: _____

Name: _____

Adresse: _____

Kontakt: _____

Von wann bis wann: _____

Liegen Unterlagen von Haus- und Fachärzten vor?

Ja ☐   Nein ☐

Bericht von: _____ Datum: _____

Bericht von: _____ Datum: _____

Bericht von: _____ Datum: _____

Bericht von: _____ Datum: _____

Liegen Entlassungsberichte von stationären Aufenthalten/Kliniken/
Reha vor?

Ja ☐   Nein ☐

Bericht von: _____ Datum: _____

Bericht von: _____ Datum: _____

Bericht von: _____ Datum: _____

Bericht von: _____ Datum: _____

Gibt es einen Medikamenten-/Therapieplan?

Ja ☐   Nein ☐

Anmerkungen (z. B. zu schwieriger Handhabung oder Unverträglichkeiten): _____

_____

Liegen sonstige Dokumente vor (Röntgenbilder, MRT, Allergiepass, Diabetikerausweis, Schwerbehindertenausweis, Vertrag mit einem privaten Pflegedienst usw.) vor?

Ja ☐   Nein ☐

Liegt eine Pflegedokumentation vom bisherigen Pflegedienst vor?

Ja ☐   Nein ☐

Bericht von: _____   Datum: _____

Bericht von: _____   Datum: _____

Die Klärung:

Welche Hilfsmittel gibt es bereits? _____
_____
_____

Welche Hilfsmittel werden benötigt? _____
_____
_____

Wie ist die Wohnsituation? _____
_____

Wie steht es um die Mobilität? _____
_____

Wie sind die kognitiven und die kommunikativen Fähigkeiten?
_____

Gibt es psychische Probleme?

Ja ☐   Nein ☐   _____

In welchem Umfang ist eine Selbstversorgung möglich?
_____

Können Medikamente selbstständig eingenommen werden?

Ja ☐ Nein ☐ _____

Können Therapien selbstständig durchgeführt werden?

Ja ☐ Nein ☐ _____

Wie gestalten sich das Alltagsleben und die sozialen Kontakte?

_____

_____

Wie sind die Pflegebedürfnisse? _____

_____

Wer führt den Haushalt? _____

_____

Gibt es außerhäusliche Aktivitäten?

Ja ☐ Nein ☐ _____

Der Abschluss:

Welche Fragen sind noch offen? _____

_____

Wie geht es nun weiter? _____

_____

Wie lautet die Einschätzung des Pflegegrades? _____

_____

Sollte Widerspruch eingelegt werden?

Ja ☐ Nein ☐

Falls ja, in welcher Form? _____

Bis wann ist Widerspruch möglich?_____

Merkzettel für das Gespräch mit Mitarbeitern vom ambulanten Pflegedienst

Die Vorbereitung:

Was ist zu klären? _____

_____

_____

Kontaktaufnahme mit dem Pflegedienst am: _____

Ansprechpartner: _____

Adresse: _____

Telefonnummer: _____

Unverbindliches kostenfreies Beratungsgespräch mit:

_____ geführt am: _____

Hausbesuch am: _____

von: _____

Welche Leistungen bietet der Pflegedienst an?

_____

_____

_____

_____

Welche zusätzlichen Leistungen des Pflegedienstes sind möglich?

_____

Wie hoch sind die Kosten? _____

_____

Welche zusätzlichen Leistungen des Pflegedienstes können unter bestimmten Umständen wichtig werden?

_____

Wie hoch sind die Kosten?

_____

Welche Unterlagen benötigt der ambulante Pflegedienst?

- Gutachten des Medizinischen Dienstes/
  Bescheid der Pflegekasse   Ja ☐   Nein ☐
- Unterlagen von Haus- und Fachärzten   Ja ☐   Nein ☐
- Entlassungsberichte von stationären
  Aufenthalten   Ja ☐   Nein ☐
- Pflegedokumentation vom bisherigen
  Pflegedienst   Ja ☐   Nein ☐
- weitere Dokumente (Ausweise/
  Bescheinigungen)   Ja ☐   Nein ☐

Welche: _____

_____

_____

_____

Kopien des Medikamenten-/Therapieplans für den Pflegedienst gemacht: Ja ☐   Nein ☐

Anmerkungen (z. B. zu schwieriger Handhabung oder Unverträglichkeiten): _____

Schriftliches Angebot des Pflegedienstes liegt vor: Ja ☐   Nein ☐

Offene Fragen: _____

_____

_____

_____

Die Klärung:

Weiterführendes Beratungsgespräch am: _____

mit: _____ Pflegegrad: _____

Festlegung des individuellen Pflegeplans/Umfang der Pflegeleistungen: _____

_____

_____

_____

Festlegung des Kostenplans: _____

_____

_____

_____

Eigenanteil: _____

Abrechnung erfolgt wie? _____

Zahlbar wie? _____

Wie erfolgt die Pflegedokumentation? _____

_____

Vergleiche mit Angeboten anderer Pflegedienste? _____

_____

Ist ein Pflegekurs für pflegende An- und Zugehörige möglich?
Ja ☐   Nein ☐   _____

Vertrag mit dem Pflegedienst abgeschlossen am: _____

Ansprechpartner/in Pflegedienstleitung: _____

Folgende Personen sind an der häuslichen Pflege beteiligt:

Name: _____

Berufsbezeichnung: _____

Adresse: _____

Kontakt: _____

Von wann bis wann: _____

Name: _____

Berufsbezeichnung: _____

Adresse: _____

Kontakt: _____

Von wann bis wann: _____

Name: _____

Berufsbezeichnung: _____

Adresse: _____

Kontakt: _____

Von wann bis wann: _____

Name: _____

Berufsbezeichnung: _____

Adresse: _____

Kontakt: _____

Von wann bis wann: _____

Wie ist der Pflegedienst erreichbar? _____

Zentrale/r Ansprechpartner/in ist: _____

Bereitschaftsnummer: _____

Notfallnummern: _____

_____

_____

Wie werden Änderungen in Pflegeablauf und -inhalt besprochen?

_____

Wie informieren wir den Pflegedienst? _____

Welcher Zeitrahmen ist möglich? _____

Wie informiert der Pflegedienst uns? _____

Welcher Zeitrahmen ist möglich? _____

Wer kommuniziert mit dem behandelnden Arzt? _____

Wann? _____ Wie? _____

Wichtige Informationen rund um die pflegebedürftige Person:
Name: _____

Alter: _____ Lebenssituation: _____

Erkrankungen und Einschränkungen: _____

_____

Medikation: _____

_____

Informationen rund um die pflegebedürftige Person:
Die fünf wichtigsten Dinge:

_____

_____

_____

_____

_____

Welche Hilfsmittel werden benutzt? _____

_____

_____

Wie ist die Wohnsituation? _____

_____

Wie steht es um die Mobilität? _____

_____

Wie sind die kognitiven und die kommunikativen Fähigkeiten?

_____

Gibt es psychische Probleme?   Ja ☐   Nein ☐

_____

In welchem Umfang ist eine Selbstversorgung möglich?

_____

Können Medikamente selbstständig eingenommen werden?

Ja ☐   Nein ☐ _____

Können Therapien selbstständig durchgeführt werden?

Ja ☐   Nein ☐ _____

Wie gestalten sich das Alltagsleben und die sozialen Kontakte?

_____

Welche Vorlieben gibt es? _____

_____

Welche Abneigungen gibt es? _____

_____

Biografie-Arbeit: _____

_____

_____

Besonderheiten: _____

_____

_____

Der Abschluss:

Welche Fragen sind noch offen? _____

_____

Welche Unterlagen fehlen noch? _____

_____

Was sind die nächsten Schritte? _____

_____

Nächste Rücksprache über die erlebte Pflege am: _____

Merkzettel für das Gespräch mit Mitarbeitern vom Pflegeheim

Die Vorbereitung:

Was ist zu klären? _____

_____

_____

Kontaktaufnahme mit dem Pflegeheim am: _____

Ansprechpartner/in: _____

Adresse: _____

Telefonnummer: _____

Unverbindliches kostenfreies Beratungsgespräch mit:

_____

geführt am: _____ Heimbesuch am: _____

mit: _____

Benötigte Unterlagen für das Pflege-heim:	liegt vor	wird nach-gereicht	nicht vorhanden
Gültiger Personalausweis			
Heirats- oder Geburtsurkunde, amtlich beglaubigt			
Krankenversichertenkarte			
Rentenbescheid			
Meldebescheinigung der Gemeinde			
Lebenslauf			
Ärztlicher Fragebogen			
Heimnotwendigkeitsbescheinigung			
Bescheid der Pflegekasse über die Ein-stufung in eine Pflegestufe			
Betreuerausweis oder Vollmacht			
Medikamentenplan			
Pflegedokumentation vorheriger ambu-lanter Pflegedienste			
Unterlagen von Haus- und Fachärzten/Kliniken/Reha/Röntgenbilder			
Patientenverfügung			
Bescheid über Rezeptgebührenbefrei-ung			
Schwerbehindertenausweis, falls vor-handen			
Krankenpässe (Diabetiker-, Brillen-, Blutdruck-, Impfpass usw.)			

Welche Leistungen bietet das Pflegeheim an? _____

_____

_____

_____

Welche zusätzlichen Leistungen sind im Pflegeheim möglich?

_____

Wie hoch sind die Kosten? _____

Welche zusätzlichen Leistungen des Pflegeheims können unter
bestimmten Umständen wichtig werden? _____

_____

Wie hoch sind die Kosten? _____

Besteht die Möglichkeit einer Ethikberatung im Haus?

Ja ☐   Nein ☐   _____

Wie hoch sind die Kosten? _____

Kopien des Medikamenten-/Therapieplans
für das Pflegeheim gemacht: Ja ☐   Nein ☐

Anmerkungen (z. B. zu schwieriger Handhabung oder Unverträglichkeiten): _____

Schriftliches Angebot des Pflegeheims liegt vor: Ja ☐   Nein ☐

Offene Fragen: _____

_____

_____

Die Klärung:

Weiterführendes Beratungsgespräch am: _____

mit: _____   Pflegegrad: _____

Festlegung des individuellen Pflegeplans/Umfang der Pflegeleistungen: _____

_____

_____

_____

Festlegung des Kostenplans: _____

_____

_____

_____

Eigenanteil: _____

Abrechnung erfolgt wie? _____

Zahlbar wie? _____

Wie erfolgt die Pflegedokumentation? _____

_____

Vergleiche mit Angeboten anderer Pflegeheime?

_____

Ist ein Teilnahmeprogramm für pflegende An- und Zugehörige möglich? _____

Kontakt zum Heimbeirat: _____

Besondere Besuchszeiten, Tagesablauf? _____

_____

_____

Vertrag mit dem Pflegeheim abgeschlossen am: _____

Zentraler Ansprechpartner/in im Pflegeteam: _____

Ansprechpartner/in der Heimleitung: _____

Notfallnummern: _____

_____

_____

Wer kommuniziert mit dem behandelnden Arzt? _____

Wann? _____ Wie? _____

Wichtige Informationen rund um die pflegebedürftige Person:

Name: _____

Alter: _____ Lebenssituation: _____

Erkrankungen und Einschränkungen: _____

_____

Medikation: _____

_____

Die fünf wichtigsten Dinge:

_____

_____

_____

_____

_____

Welche Hilfsmittel werden benutzt? _____

_____

Wie steht es um die Mobilität? _____

Wie sind die Wohnbedürfnisse? _____

Wie sind die kognitiven und die kommunikativen Fähigkeiten?

_____

Gibt es psychische Probleme? _____

Wird zusätzliche Hilfe bei der Selbstversorgung benötigt?

_____

Wird zusätzliche Hilfe bei der Medikamenteneinnahme benötigt?

_____

Wird zusätzliche Hilfe für die Therapien benötigt?

_____

Wie gestalten sich das Alltagsleben und die sozialen Kontakte?

_____

Welche Vorlieben gibt es? _____

_____

Welche Abneigungen gibt es? _____

_____

Biografie-Arbeit: _____

_____

_____

_____

Besonderheiten: _____

_____

_____

_____

Der Abschluss:

Welche Fragen sind noch offen? _____

_____

Welche Unterlagen fehlen noch? _____

_____

Was sind die nächsten Schritte? _____

_____

Nächste Rücksprache über die erlebte Pflege am: _____

Merkzettel für das persönliche Gespräch mit Pflegenden: »Die fünf wichtigsten Dinge«

Dies sind die fünf wichtigsten Bedürfnisse, Verhaltensweisen oder Besonderheiten von _____ :

_____

_____

_____

_____

_____

Danke für die Beachtung!

Bei Nachfragen kontaktieren Sie bitte:

_____

Tel. _____

Weitere Informationen zur Pflege

Allgemeine Informationen

Im Onlineratgeber des Bundesministeriums für Gesundheit (BGM) finden Sie Hinweise zu den **Leistungen der Pflegeversicherung** und der Finanzierung, sowie zu Antragstellung, Begutachtung und Einstufung. Pflegende Angehörige finden hier Hilfe und Entlastung: www.bundesgesundheitsministerium.de/themen/pflege/online-ratgeber-pflege.html.

Der **Pflegeleistungs-Helfer** des Bundesministeriums für Gesundheit (BGM) fragt Ihre gewünschten Pflegeleistungen ab und informiert über die Höhe der monatlichen Leistungen, die Ihnen zustehen: www.bundesgesundheitsministerium.de/service/pflegeleistungs-helfer.html.

Das Bundesministerium für Familie, Senioren, Frauen und Jugend berät Sie zu Themen rund um die **Pflege**: www.wege-zur-pflege.de.

Der Medizinische Dienst der Krankenversicherungen hat Infos in verschiedenen Sprachen, Downloads und Links zum Thema **Pflegebegutachtung** zusammengestellt: www.pflegebegutachtung.de.

Telefonisch und anonym können Sie sich bei Compass Private **Pflegeberatung** rund um die Uhr informieren: www.compass-pflegeberatung.de.

Das BGM liefert Textbausteine für die **Patientenverfügung**: www.bundesgesundheitsministerium.de/patientenverfuegung.html.

Das Infoportal der **Diakonie** informiert über die Pflegeversicherung: www.diakonie.de/pflegeversicherung/.

Die **Caritas** Deutschland informiert rund um das Thema Pflege: www.caritas.de/hilfeundberatung/ratgeber/alter/pflege/pflege.

Pflege- und Seniorenberatung der **Arbeiterwohlfahrt**: www.awo.org/pflege-und-seniorenberatung.

Pflegeberatung für Senioren, Betreuungsangebote, Entlastung für Pflegende vom **Deutschen Roten Kreuz**: www.drk.de/hilfe-in-deutschland/senioren/pflege-und-betreuung/.

Pflegestützpunkte in Deutschland, ohne Sachsen-Anhalt: www.pflegestuetzpunkte-deutschlandweit.de.

Pflegeberatung in Sachsen-Anhalt: www.pflegeberatung-sachsen-anhalt.de.

Die gemeinnützige Stiftung ZQP (Zentrum für Qualität in der Pflege) bietet wissenschaftsbasierte **Hintergrundinformationen und Ratgeber** zu Pflegethemen: www.zqp.de.

Für Ihren Wohnort zuständige **Beratungsstellen** zur Pflege: bdb.zqp.de/#/home.

Informationen zum sogenannten **Entlassmanagement** aus Krankenhäusern liefert das Bundesgesundheitsministerium (BGM): www.bundesgesund-heitsministerium.de/service/begriffe-von-a-z/e/entlassmanagement.html und die Kassenärztliche Bundesvereinigung: www.kbv.de/html/entlassmanagement.php.

Informationen über die **Ethikberatung**: www.aerzteblatt.de/archiv/167301/Klinische-Ethikberatung-Haltungen-vermitteln-ohne-zu-bewerten.

Praxisbeispiel zur **Ethikberatung** des Universitätsklinikums Münster: www.ukm.de/fileadmin/ukminternet/daten/zentralauftritt/ueber-uns/ethik-komitee/Flyer_Ethiberatung_am_UKM.pdf.

Pflegeeinrichtungen finden

Pflegeheim oder Altenresidenz nach **Postleitzahl-Suche**: www.heimverzeichnis.de.

Onlineportal für **Pflege & Wohnen im Alter**: www.wohnen-im-alter.de.

Umfangreiches Informationsportal mit Vergleichsmöglichkeiten von **Pflegeeinrichtungen** sowie **Senioren-WG-Suche**: www.pflege.de.

Pflegeheimsuche der **AOK**: www.pflege-navigator.de.

Pflegeeinrichtungsfinder der **BKK**: www.bkk-pflegefinder.de.

Pflege-Informationen der **Knappschaft**: www.der-pflegekompass.de.

Die Vereinigung der **Ersatzkassen** (TK, Barmer, IKK, DAK usw.) bieten Hilfe beim Finden einer Pflegeinrichtung: www.pflegelotse.de.

Das **Forum Gemeinschaftliches Wohnen** e. V. bietet eine Projektbörse für Wohnprojekte: www.verein.fgw-ev.de.

Senioreneinrichtungen, aber auch häusliche Pflege bietet der **Arbeiter-Samariter-Bund**: www.asb.de/unsere-angebote/pflege/senioren-einrichtungen und www.asb.de/unsere-angebote/pflege/pflegedienst.

Altenpflegeeinrichtungen der **Johanniter**: www.johanniter.de/einrichtungen/altenpflegeeinrichtungen.

Stationäre Einrichtungen der **Malteser**: www.malteser.de/altenhilfe-pflegeeinrichtungen/standorte.html.
Informationen der Malteser zur ambulanten Pflege: www.malteser.de/angebote-leistungen/ambulante-pflege.html.

Der ostdeutsche Verband **Volkssolidarität** bietet Wohnen und Pflege für ältere Menschen: www.volkssolidaritaet.de/soziale-einrichtungen/wohnen-und-pflege-fuer-aeltere-menschen.

Wohnen für Hilfe: Zuhause wohnen und ein **Zimmer an Studierende** abgeben: www.studentenwerke.de/de/content/wohnen-für-hilfe.

Barrierefrei Wohnen

Der gemeinnützige Verein berät bei der Anpassung und dem **Umbau** des eigenen Wohnraums: www.barrierefrei-leben.de und www.online-wohn-beratung.de.

Die Bundesarbeitsgemeinschaft **Wohnungsanpassung** hilft Ihnen bei der Einrichtung einer barrierefreien Umgebung: www.wohnungsanpassung-bag.de.

Rechtsberatung für Pflegebedürftige und pflegende Angehörige

Der BIVA-Pflegeschutzbund setzt sich für **Recht und Interessen hilfs- und pflegebedürftiger Menschen** ein: www.biva.de.

Das Bundesgesundheitsministerium informiert über **Patientenrechte**: www.bundesgesundheitsministerium.de/themen/praevention/patientenrechte/patientenrechte.html.

Die Unabhängige **Patientenberatung** Deutschland (UPD) informiert, berät und klärt über Patientenrechte und Pflege auf: www.patientenberatung.de.

Im Falle eines Streitfalls mit einer Pflegeeinrichtung kann man sich als Verbraucher an die Allgemeine **Verbraucherschlichtungsstelle** in Kehl wenden: www.verbraucher-schlichter.de.

Das Bundesministerium für Familie, Senioren, Frauen und Jugend informiert über **Familienberatung** und zentrale Träger: www.bmfsfj.de/bmfsfj/themen/familie/chancen-und-teilhabe-fuer-familien/direkte-beratung-und-informationen-fuer-familien/familienbildung-und-familienberatung/familienbildung-und-familienberatung/73492.

Bei Familienstreitigkeiten kann auch ein/e Mediator/in helfen. Der Bundesverband **Mediation** hilft bei der Suche: www.bmev.de.

Pflegende Angehörige

Das Bundesministerium für Justiz und Verbraucherschutz bietet einen kostenlosen Download einer **Vorsorgevollmacht**: www.bmjv.de/SharedDocs/Downloads/DE/Service/Formulare/Vorsorgevollmacht.html. Informationen zu Form und Wirksamkeit der Vorsorgevollmacht: www.bundesanzeiger-verlag.de/betreuung/vorsorgevollmacht/informationen-zur-vorsorgevollmacht.html.

Auf der Online-Plattform »**Pflege durch Angehörige**« finden Sie umfassende Informationen zu Pflege im Allgemeinen, häuslicher Pflege, Pflegewissen, Checklisten und Angebote für Pflegeschulungen: www.pflege-durch-angehoerige.de.

Ein umfangreiches, kostenloses **Pflegetagebuch** zum Downloaden: www.pflege.de/downloads/pflegetagebuch-vordruck.pdf.

Pflegende Angehörige finden bei der Verbraucherzentrale Informationen, wie sie sich Hilfe holen können oder beim eigenen Arbeitgeber **verschiedene Zeitmodelle** beantragen können: www.verbraucherzentrale.de/wissen/gesundheit-pflege/alles-fuer-pflegende-angehoerige.

Die Plattform »Pflegen und Leben« bietet **psychologische Hilfe** für pflegende Angehörige: www.pflegen-und-leben.de.

Der Verein **Pflegeethik** Initiative (ursprünglich Pflege-Selbsthilfeverband) engagiert sich für Pflegebedürftige und ihre Angehörigen. Er hilft bei strittigen Themen in der Pflege: www.pflege-shv.de.

Über das Netzwerk »**Pflegebegleitung**« finden pflegende Angehörige Stärkung und Unterstützung: www.pflegebegleiter.de.

Der gemeinnützige Reiseveranstalter »**Urlaub & Pflege**« bietet Reisen für Menschen mit Hilfs- und Pflegebedarf an: www.urlaub-und-pflege.de.

Onlineforum für **pflegende Angehörige** mit Informationen zur Überforderung: www.pflegendeangehoerige.info.

Onlinemagazin für die **Pflege zu Hause** mit Infos zu Pflegerecht, Finanzen, Entlastung und Hilfsmitteln: www.angehoerige-pflegen.de.

Rehabilitationsklinik für pflegende Angehörige: www.ameos.eu/standorte/ameos-nord/ratzeburg/ameos-reha-klinikum-ratzeburg/leistungen/rehabilitationsklinik-fuer-pflegende-angehoerige.

Gewalt in der Pflege

Das Onlineportal der Stiftung ZQP informiert über **Gewaltprävention** und hilft im Notfall: www.pflege-gewalt.de.

Allgemeine Informationen zur **Gewalt und Gewaltprävention** in der Pflege: www.pflege-shv.de/index.php?page=gewalt.

Dies und das

Auf dem Internetportal der Bundesarbeitsgemeinschaft der Senioren-Organisationen e. V. (BAGSO) finden Sie Informationen zu **Bildungsangeboten für ältere Menschen** in ganz Deutschland, Tipps und Materialien zu Digitalisierung und Bildung im Alter sowie Möglichkeiten für Onlinepflegekurse für pflegende Angehörige: www.wissensdurstig.de.

Das Netzwerk der Lokalen Allianzen für Menschen mit Demenz startet 2019 eine **Öffentlichkeitskampagne zum Thema Demenz**: www.lokale-allianzen.de.

Sophie Rosentreters Beiträge zu **Demenz**: www.ilsesweitewelt.de und www.sophierosentreter.de/videos.

Essen auf Rädern – hier können Sie Anbieter nach Postleitzahl suchen: www.apetito.de.

Die BAGSO informiert über **Gesundheitsförderung im Alter** mit Hinweisen zu Bewegung und gesunder Ernährung: www.im-alter-inform.de.

Die Stiftung »**Humor hilft Heilen**« von Dr. Eckart von Hirschhausen bringt Humor in Kliniken und Pflegestätten: www.humorhilftheilen.de.

Klinik-Clowns: www.rotenasen.de.

Internet für Senioren: Anleitung und Material für Einsteiger: www.digital-kompass.de.

Der Deutsche Schachbund informiert über **Senioren-Schach**: www.schachbund.de/senioren.html.

Sexualbegleitung in Deutschland, Schweiz und Österreich: www.sexualbegleitung.com.

Der Deutsche Olympische Sportbund (DOSB) informiert über **Sport** im Alter: richtigfitab50.dosb.de.

Wer seinen Hund oder andere **Tiere betreuen** lassen will, findet hier Hilfe: www.betreut.de/tierbetreuung.

»Weckworte«: Poetry-Slamer Lars Ruppel gibt **Workshops für pflegende Angehörige**, um mit Gedichten den Pflegebedürftigen das Leben zu verschönern: www.larsruppel.de.

Österreich

Das Bundesministerium für Arbeit, Soziales, Gesundheit und Konsumentenschutz informiert über **Pflege und Betreuung**: www.sozialministerium.at/site/Pension_Pflege/Pflege_und_Betreuung.

Das Onlineportal »pflege.at« liefert Wissen und Beratung zu **Einrichtungen, Therapien und Pflegepersonal**: www.pflege.at.

Das Hilfswerk Österreich unterstützt als gemeinnütziger Träger der **freien Wohlfahrt** Familien bei der Pflege und Betreuung von Angehörigen: www.hilfswerk.at.

Die Caritas stellt Informationen zu **Pflegewohnhäusern**, häusliche Pflege und Angehörige zur Verfügung: www.caritas-pflege.at.

Das Bundesministerium für Digitalisierung und Wirtschaftsstandort hat eine Seite für **pflegende Angehörige** eingerichtet: www.help.gv.at/Portal.Node/hlpd/public/content/36/Seite.360520.html.

Das Bundesministerium für Arbeit, Soziales, Gesundheit und Konsumentenschutz erläutert, wie pflegende Angehörige **Entlastung und Unterstützung** finden: www.gesundheit.gv.at/leben/altern/wohnen-im-alter/pflegende-angehoerige-entlastungen-unterstuetzungen.

Über außergerichtliche **Streitschlichtung** für Verbraucher informiert die österreichische Regierung: www.help.gv.at/Portal.Node/hlpd/public/content/101/Seite.1010144.html.

Die Interessengemeinschaft pflegender Angehöriger ist ein gemeinnütziger Verein, der sich für die **Anliegen der Angehörigen** einsetzt: www.ig-pflege.at.

Das **Rote Kreuz** informiert über Pflege, Pflegeeinrichtungen und pflegende Angehörige: www.roteskreuz.at/pflege-betreuung/pflege-betreuung-uebersicht.

Pflegeeinrichtung in Österreich finden: www.heimverzeichnis.at.

Das Sozialministerium informiert über **Demenz**: www.sozialministerium.at/site/Pension_Pflege/Pflege_und_Betreuung/Demenz/.

Schach-Informationen für Senioren gibt es hier: www.chess.at/blog-senioren.

Senioren-Sport-Angebote und Informationen finden sich bei der Sport-union: sportunion.at/de/sportwelten/seniorensport.

Schweiz

Das Schweizerische Rote Kreuz liefert einen **allgemeinen Überblick** mit weiterführenden Links: www.pflege-entlastung.ch/informationen/pflegebeduerftig.

Der Spitex-Verband (»Spitalexterne Hilfe und Pflege«) bemüht sich um alle Belange der **häuslichen Pflege**: www.spitex.ch.

Der Familienservice berät und unterstützt **pflegende Angehörige**: www.familienservice.ch/de/assistance-eldercare.html.

Die Plattform Careum informiert über die **Vereinbarkeit von Erwerbstätig-keit und der Pflege** von Angehörigen: www.workandcare.ch.

Pflegeheim finden: www.pflege-heime.ch.

Die Dienstleistungsorganisation **Prosenectute** berät ältere Menschen und ihre Angehörigen: www.prosenectute.ch.

Das **Informationsportal für Senioren** liefert Hinweise zu Dienstleistern und Alltagshilfen: www.zuhausealtwerden.ch.

Alzheimer Schweiz liefert Informationen rund um **Demenz**: www.alzheimer-schweiz.ch.

Informationen zu außergerichtlichen **Schlichtungsverfahren** nach der Zivilprozessordnung: www.schlichtungsverfahren.ch.

Hilfe für **Querschnittsgelähmte**: www.paraplegie.ch.

Auf der Seite »**Angehörige pflegen**« finden sich Hinweise zu Finanzierung, Rechtsfragen und Literaturangaben: www.angehoerige-pflegen.ch.

Der **Entlastungsdienst** Schweiz unterstützt pflegende und betreuende Angehörige: www.entlastungsdienst.ch.

Die Paul-Schiller-Stiftung informiert allgemein über die **gesellschafts-politische Debatte zum Altern** in der Schweiz: www.gutaltern.ch.

Schweizer **Schach-Senioren**: www.schach.ch/sss.

Literaturverzeichnis

Downloads

Stiftung Warentest: »Schnelle Hilfe im Pflegefall. Kosten, Organisation, Pflegegrade«, 2017: www.test.de/shop/gesundheit-kosmetik/schnelle-hilfe-im-pflegefall-sp0472.

Verbraucherzentrale: »Pflegefall – was tun? Schritt für Schritt zur guten Pflege«, 2. Auflage 2018: www.ratgeber-verbraucherzentrale.de/gesundheit-pflege/pflegefall-was-tun-46008857.

Verbraucherzentrale: »Pflege zu Hause. Was Angehörige wissen müssen«: www.ratgeber-verbraucherzentrale.de/gesundheit-pflege/pflege-zu-hause-46008961.

Verbraucherzentrale: »Das Pflegegutachten. Antragstellung, Begutachtung, Bewilligung«, 2. Auflage 2017. www.ratgeber-verbraucherzentrale.de/gesundheit-pflege/das-pflegegutachten-46008523.

Zeitschriften

»Angehörige pflegen«: www.bibliomed-pflege.de/zeitschriften/
angehoerige-pflegen.

Bücher

Aaron Antonovsky: »Salutogenese. Zur Entmystifizierung der Gesundheit«,
dgvt-Verlag, 1997, 222 Seiten, ISBN: 978-3-87159-136-5.

Birgit Ehrenberg: »Was passiert mit der Liebe, wenn der Partner zum
Pflegefall wird?«, Rowohlt Verlag, 2018, 208 Seiten, ISBN: 978-3-499-63398-0.

Arno Geiger: »Der alte König in seinem Exil«, dtv, 2014, 256 Seiten, ISBN:
978-3-423-253505.

Monika Gruhl: »Resilienz – Die Strategie der Stehauf-Menschen«, Herder
Verlag, 2018, 288 Seiten, ISBN: 978-3-451-03120-5.

Raffael Kalisch: »Der resiliente Mensch. Wie wir Krisen erleben und bewältigen«, Berlin Verlag, 2017, 240 Seiten, ISBN: 978-3-8270-1350-7.

Horst Marburger: »Rechte pflegender Angehöriger. Ansprüche auf soziale
Absicherung, Beratungsrechte und Entlastungsangebote kennen und
nutzen«, Walhalla Fachverlag, 2. Auflage 2019, 128 Seiten, ISBN 978-3-8029-
4105-4.

Helga Müller: »Pflegefall – schnelle Hilfe für Angehörige und Betroffene«,
Walhalla Fachverlag, 2. Auflage 2019, 192 Seiten, ISBN: 978-3-8029-4094-1.

»Meine Vorsorgemappe – Meine Unterlagen für Krankheit, Pflege und
Todesfall«, Beck Juristischer Verlag, 5. Auflage 2017, 151 Seiten, ISBN:
978-3-406-71789-5.

Bettina Tietjen: »Unter Tränen gelacht. Mein Vater, die Demenz und ich«,
Piper Verlag 2016, 304 Seiten, ISBN: 978-3-492-30901-1.

Sigita Urdze/Stefanie Drozdzynski: »Pflegefall in der Familie für Dummies«,
Wiley-VCH, 2018, 230 Seiten, ISBN: 978-3-527-71460-5.

Bibliografische Information der Deutschen Nationalbibliothek
Die Deutsche Nationalbibliothek verzeichnet diese Publikation in der
Deutschen Nationalbiografie; detaillierte bibliografische Daten sind
im Internet über http://dnb.dnb.de abrufbar.

Das Wort **Duden** ist für den Verlag Bibliographisches Institut GmbH als
Marke geschützt.

© Duden 2019 D C B A
Bibliographisches Institut GmbH,
Mecklenburgische Straße 53, 14197 Berlin

Mit einem Geleitwort von Sophie Rosentreter,
www.ilsesweitewelt.de und www.sophierosentreter.de

Reihenidee Kathrin Kunkel-Razum
Reihenkonzeption Susanne Klar
Redaktionelle Leitung Susanne Klar
Lektorat Dr. Ulrike Schimming, www.letterata.de
Medizinische Beratung Dr. med. Reinhold Hikl MPH
Herstellung Maike Häßler
Layout Magdalene Krumbeck, Wuppertal
Satz Britta Dieterle, Berlin
Umschlaggestaltung 2issue, München
Umschlagabbildung Science Photo Library
Druck und Bindung Heenemann GmbH & Co. KG
Bessemerstraße 83-91, 12103 Berlin
Printed in Germany

*Soweit in diesem Buch Personen erwähnt und ihnen von der Redaktion
fiktive Namen, Berufe, Dialoge und Ähnliches zugeordnet oder diese
Personen in bestimmte Kontexte gesetzt werden, dienen diese Zuordnungen
und Darstellungen ausschließlich der Veranschaulichung und dem
besseren Verständnis des Inhalts.*

ISBN 978-3-411-75644-5
Auch als E-Book erhältlich unter: ISBN 978-3-411-91273-5
www.duden.de